Yvonne Kosanke

Rektal- und Oberflächentemperatur von C57Bl/6-Mäusen

Yvonne Kosanke

Rektal- und Oberflächentemperatur von C57Bl/6-Mäusen

unter Inhalationsnarkose mit Isofluran sowie Injektionsnarkose mit Ketamin-Xylazin und Medetomidin-Midazolam-Fentanyl

Südwestdeutscher Verlag für Hochschulschriften

Impressum/Imprint (nur für Deutschland/only for Germany)
Bibliografische Information der Deutschen Nationalbibliothek: Die Deutsche Nationalbibliothek verzeichnet diese Publikation in der Deutschen Nationalbibliografie; detaillierte bibliografische Daten sind im Internet über http://dnb.d-nb.de abrufbar.
Alle in diesem Buch genannten Marken und Produktnamen unterliegen warenzeichen-, marken- oder patentrechtlichem Schutz bzw. sind Warenzeichen oder eingetragene Warenzeichen der jeweiligen Inhaber. Die Wiedergabe von Marken, Produktnamen, Gebrauchsnamen, Handelsnamen, Warenbezeichnungen u.s.w. in diesem Werk berechtigt auch ohne besondere Kennzeichnung nicht zu der Annahme, dass solche Namen im Sinne der Warenzeichen- und Markenschutzgesetzgebung als frei zu betrachten wären und daher von jedermann benutzt werden dürften.

Coverbild: www.ingimage.com

Verlag: Südwestdeutscher Verlag für Hochschulschriften GmbH & Co. KG
Heinrich-Böcking-Str. 6-8, 66121 Saarbrücken, Deutschland
Telefon +49 681 37 20 271-1, Telefax +49 681 37 20 271-0
Email: info@svh-verlag.de

Zugl.: München, LMU, Diss., 2012

Herstellung in Deutschland (siehe letzte Seite)
ISBN: 978-3-8381-3310-2

Imprint (only for USA, GB)
Bibliographic information published by the Deutsche Nationalbibliothek: The Deutsche Nationalbibliothek lists this publication in the Deutsche Nationalbibliografie; detailed bibliographic data are available in the Internet at http://dnb.d-nb.de.
Any brand names and product names mentioned in this book are subject to trademark, brand or patent protection and are trademarks or registered trademarks of their respective holders. The use of brand names, product names, common names, trade names, product descriptions etc. even without a particular marking in this works is in no way to be construed to mean that such names may be regarded as unrestricted in respect of trademark and brand protection legislation and could thus be used by anyone.

Cover image: www.ingimage.com

Publisher: Südwestdeutscher Verlag für Hochschulschriften GmbH & Co. KG
Heinrich-Böcking-Str. 6-8, 66121 Saarbrücken, Germany
Phone +49 681 37 20 271-1, Fax +49 681 37 20 271-0
Email: info@svh-verlag.de

Printed in the U.S.A.
Printed in the U.K. by (see last page)
ISBN: 978-3-8381-3310-2

Copyright © 2012 by the author and Südwestdeutscher Verlag für Hochschulschriften GmbH & Co. KG and licensors
All rights reserved. Saarbrücken 2012

Meiner Schwester Franziska Johanna Kosanke

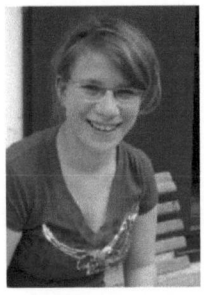

*10.12.1987

†30.08.2008

„Du wirst mich immer begleiten"

Ich danke Dir, dass ich am 26.08.2008 mit meinen Kollegen um Dich kämpfen durfte.

Du bist uns durch die Finger geglitten, doch ich hätte nirgendwo sonst sein wollen, als an Deiner Seite.

Inhaltsverzeichnis

1. Einleitung 5
2. Literatur 7
2.1 Die Maus als Versuchstier 7
2.2 Physiologische Daten der Maus 7
2.3 Körpertemperatur 11
A. Allgemeines 11
B. Hautoberfläche 12
C. Wärmeproduktion durch das braune Fettgewebe (Nonshivering-Thermogenese) 12
2.4 Regulation der Körpertemperatur 13
2.4.1 Allgemeines 13
2.4.2 Temperaturmodel nach Sessler 14
2.4.3 Temperaturregulation über Vasokonstriktion während der Narkose 15
2.5 Intraoperative Hypothermie 16
2.5.1 Allgemeines 16
2.5.2 Temperaturverlust durch Allgemeinanästhesie 18
2.5.3 Temperaturverlust durch Regional- und Epiduralanästhesie ... 20
2.5.4 Schemata zum Wärmeverlust 20
2.6 Folgen intraoperativer Hypothermie 22
2.6.1 Allgemeines 22
2.6.2 Auswirkungen auf das kardiovaskuläre System 23
2.6.3 Wundinfektion 24
2.6.4 Zittern 25
2.6.5 Aufwachzeit 25
2.7 Prävention der intraoperativen Hypothermie 26
2.8 Problematik des Wärmens 27
2.8.1 Allgemeines 27
2.8.2 Vorwärmen 28
2.8.3 Aktives Wärmen über die Haut 29
2.8.4 Behandlung des Kältezitterns 33
2.9 Hyperthermie 33
2.10 Temperaturmonitoring 34
2.11 Therapeutische Hypothermie 35

2.12	Verwendete Anästhetika	36
2.12.1	Inhalationsnarkose mit Isofluran	36
2.12.2	Injektionsnarkose mit MMF (Medetomidin, Midazolam, Fentanyl)	38
2.12.3	Injektionsnarkose mit Ketamin-Xylazin	41
2.13	Antagonisten	43
2.13.1	Naloxon	43
2.13.2	Flumazenil	44
2.13.3	Atipamezol	44
3	Eigene Untersuchungen	46
3.1	Zielsetzung	46
3.2	Material und Methoden	46
3.2.1	Tiere und Tierhaltung	46
3.2.2	Versuchsplanung	47
3.2.3	Erläuterung der einzelnen Wärmemethoden bzw. Versuchsgruppen	48
3.2.4	Verwendete Anästhesieregime	48
3.2.5	Versuchsdurchführung	50
3.2.6	Messschema und Messgrößen	51
3.2.7	Verwendete Wärmequellen	55
3.2.8	Statistische Auswertung	57
3.3	Ergebnisse	58
3.3.1	Rektaltemperatur	58
3.3.2	Oberflächentemperatur	64
3.3.3	Raumtemperatur	68
3.3.4	Mattentemperatur	71
3.3.5	Erreichte Käfiginnentemperatur	71
3.3.6	Aufwachzeit	72
3.3.7	Atemfrequenz	72
4	Diskussion	73
4.1	Einfluss der Wärmemethoden auf die Rektal- und die Oberflächentemperatur	73
4.2	Raumtemperatur	81
4.3	Aufwachzeit	82
4.4	Atemfrequenz	84
4.5	Mattentemperatur	86
4.6	Wärmemittel	86

4.7	Zusammenfassung und Interpretation	86
4.8	Schlussfolgerung und Empfehlung	88
5	Zusammenfassung	89
6	Summary	91
7	Literaturverzeichnis	93
8	Abkürzungsverzeichnis	112
9	Tabellenverzeichnis	113
10	Abbildungsverzeichnis	114
Danksagung		115

1. Einleitung

An in der Forschung eingesetzten Nagern werden oft Eingriffe vorgenommen, die eine Allgemeinanästhesie erfordern. Aufgrund des ungünstigen Verhältnisses von großer Körperoberfläche zu geringem Körpergewicht sind kleine Nager zur Unterkühlung prädisponiert (Taylor 2007).

Da es eine Vielzahl von Narkosearten gibt, die bei Mäusen eingesetzt werden, ist es Ziel dieser Dissertation, 3 etablierte Versuchstiernarkosen bei der Maus herauszugreifen und bezüglich ihres Einflusses auf die Thermoregulation zu vergleichen. Überdies soll die optimale Technik zur Erhaltung der physiologischen Körpertemperatur während der Narkose gefunden werden.

Die unterschiedlichen Wirkstoffe der gewählten Narkoseregime bzw. deren unterschiedliche Kombinationen sollen dabei hinsichtlich der Ausprägung der v.a. für anästhesierte Kleinsäuger gefährlichen Hypothermie untersucht werden. Dabei ist es Ziel der Studie, sowohl die Stärke der Hypothermie als auch ihren zeitlichen Verlauf während der Anästhesie zu beurteilen sowie Lösungsansätze zur Vermeidung einer perioperativen Hypothermie zu finden.

Eine Hypothermie entsteht durch Wärmeumverteilung zwischen dem Kern und der Peripherie und eine Imbalance zwischen Wärmeverlust und Wärmeproduktion (Yamakage und Namiki 2004). Im Zuge einer Kältereaktion kommt es beim wachen Tier zu physiologischen Antworten des Körpers, wie Piloarrektion, peripherer Vasokonstriktion (wobei der Blutfluss nach zentral verschoben wird, um die Wärme zu erhalten), Kältezittern und einer erhöhten Stoffwechselrate. Zudem werden Wärmeerhaltungsmechanismen, wie das Aufsuchen von warmen Plätzen und das Zusammenrollen des Körpers beobachtet (Wingfield 2001; Tilley und Smith 2004).

Infolge der Anästhesie wird die Wärmeregulation eingeschränkt (Schulte am Esch et al. 2007). Durch die Dämpfung des ZNS werden die bewusst gesteuerten Wärmeregulationsmechanismen unterdrückt, so dass nur noch die autonome Antwort (Muskelzittern, Schwitzen, Vasokonstriktion) des Körpers auf Temperaturveränderungen reagieren kann (Sessler 2008). Problematisch dabei ist, dass alle Inhalations- und Injektionsnarkotika, Opioide, Spinal- und Epiduralanästhesien den Schwellenwert für die Thermoregulation herabsetzen, so dass der Körper eines anästhesierten (Human-) Patienten erst bei Temperaturdifferenzen von 4 °C gegenreguliert. Der Körper von wachen

Patienten reagiert im Gegensatz dazu bereits bei einer Temperaturabweichung von 0,2 °C (Scherer 1997). Das bedeutet, dass bei narkotisierten Patienten Kältezittern und Vasokonstriktion erst bei viel niedrigeren Temperaturen einsetzen, als dies bei wachen Patienten der Fall ist und dass auf diese Weise erhebliche Wärmeverluste eintreten können (Scherer 1997).

Kleine Nager, wie sie in der Forschung häufig eingesetzt werden, sind aufgrund ihrer großen Körperoberfläche noch stärker gefährdet während einer Narkose auszukühlen, umso mehr, wenn die eingesetzten Narkotika den Schwellenwert für die Thermoregulation erniedrigen (Taylor 2007). Raumtemperatur, Luftfeuchtigkeit, Scheren der Körperoberfläche, Einsatz von Hautdesinfektion, Umfang des chirurgischen Eingriffs und Dauer der Anästhesie beeinflussen den peri-anästhetischen und perioperativen Wärmeverlust zusätzlich (Grint und Murison 2007; Sessler 1993).

Eine Narkose ohne Wärmen kann gerade bei kleinen Labornagern drastische Folgen für die Entwicklung der Rektaltemperatur haben. So beschreiben Cruz et al. (1998) bei Mäusen in Medetomidin-Ketamin-Injektionsnarkose bereits nach 5–10 Minuten in Narkose ohne Wärmen eine Hypothermie der Tiere, mit einem Abfall der Rektaltemperatur um 4,0– 4,46 °C. Auch Zeller et al. (2007) beobachten, dass bei Mäusen in Isoflurannarkose ohne Wärmequelle die Körperkerntemperatur bereits in den ersten 5 Minuten sinkt. Nach 35 Minuten in Narkose konnten sie einen Abfall der Kerntemperatur um 5,2 °C feststellen.

Als Stellvertreter für häufig angewandte Anästhesien bei Mäusen werden in dieser Arbeit die Inhalationsmononarkose mit Isofluran, die vollständig antagonisierbare Injektionsnarkose mit Medetomidin-Midazolam-Fentanyl (MMF) und die teilantagonisierbare Injektionsnarkose mit Ketamin-Xylazin (KX) verglichen. Hierbei werden 3 verschiedene Wärmeregime (Vorwärmen – Wärmematte – ohne Wärmen) innerhalb der Narkosegruppen eingesetzt. Dabei sind 2 verschiedene Methoden des Wärmens vorgesehen: Einerseits eine Kombination aus Vorwärmen der Tiere vor der Narkose und Wärmen der Tiere auf einer Wärmematte während der Narkose und andererseits dem Wärmen der Tiere auf einer Wärmematte während der Narkose. Zusätzlich wird in jeder Narkosegruppe eine Versuchsgruppe nicht gewärmt.

2. Literatur

2.1 Die Maus als Versuchstier

Die Hausmaus gehört innerhalb der Ordnung der Nagetiere (Rodentia) zur Familie der Mäuseartigen (Muridae) und zur Gattung der echten Mäuse (Mus) (Ewringmann und Glöckner 2008). Die meisten Mäuse, die in der Forschung verwendet werden, gehören dem Genus Mus an. Am häufigsten wird die europäische Hausmaus Mus musculus verwendet, mit den Unterstämmen M. musculus cataneus und M. musculus molossinus. Zudem werden in der Forschung Mus spretus, Mus caroli, Mus pahari, Mus domesticus und Peromyscus spp. verwendet (Suckow et al. 2001).

Mäuse werden bereits seit dem 16. Jahrhundert in der Forschung eingesetzt (Suckow et al. 2001). Der eigentliche Durchbruch kam Anfang des 19. Jahrhunderts als die Maus als Forschungsmodell für genetische Experimente eingeführt wurde (Suckow et al. 2001). Mäuse sind die derzeit am häufigsten in der Forschung eingesetzte Spezies (Arras et al. 2007; Schuler et al. 2009) und damit das Labortier, das Forscher am häufigsten vor die Herausforderung einer Narkose stellt (Cruz et al. 1998). Der in dieser Arbeit eingesetzte Mausstamm C57Bl/6 gehört zu den am häufigsten genutzten Inzuchtstämmen (Suckow et al. 2001).

2.2 Physiologische Daten der Maus

Mäuse haben ein durchschnittliches Gewicht von 20–40 g bei der erwachsenen männlichen Maus und bis zu 60 g bei der erwachsenen weiblichen Maus (Quesenberry und Carpenter 2004; Meredith und Johnson-Delaney 2010).

Sie erreichen ein durchschnittliches Alter von 12 (Quesenberry und Carpenter 2004; Meredith und Johnson-Delaney 2010) bis 36 Monaten (Quesenberry und Carpenter 2004; Suckow et al. 2001), in Ausnahmefällen sogar 48 Monaten (Quesenberry und Carpenter 2004).

Ihre Rektaltemperatur liegt im Bereich zwischen 36,5–38,0 °C (Suckow et al. 2001) und 38,0–39,5 °C (Ewringmann und Glöckner 2008). Cruz et al. (1998) ermittelten mit einer Rektalsonde unterschiedliche durchschnittliche Rektaltemperaturen für männliche (zwischen 36,6 +/- 0,2 °C) und weibliche Mäuse (zwischen 36,3 +/- 0,2 °C).

Aus telemetrischen Untersuchungen über die Kerntemperatur konnten Cesarovic et al. (2010) Grundwerte zwischen 36 °C und > 37 °C und Cinelli et al. (2006) tageszeitlich abhängige Grundwerte von > 35 °C bis < 37 °C (zwischen 14–15 Uhr) und 35–36 °C (zwischen 15–21 Uhr) messen. Bei Kort et al. (1998) ergaben sich telemetrische Basiswerte für die Kerntemperatur von 36,7 +/- 0,19 °C und bei Meijer et al. (1995) lagen die Basiswerte zwischen 36,6–37,0 °C. Zeller et al. (2007) konnten telemetrische Basiswerte zwischen 36,0–37,0 °C ermitteln.

Die in der Literatur ermittelten Kerntemperaturen der wachen Maus sollen anhand einer Tabelle zusammengefasst werden (Tab. 1). Auch die in der Literatur beobachteten Kerntemperaturen in Narkose sollen anhand einer Tabelle veranschaulicht werden (Tab. 2).

Tabelle 1: Physiologische Rektaltemperatur der wachen Maus.

Rektaltemperatur (wach)	Literaturstelle
36,5–38,0 °C	Suckow et al. 2001
38,0–39,5 °C	Ewringmann und Glöckner 2008
36,6 +/- 0,2 °C (♂) und 36,3 +/- 0,2 °C (♀)	Cruz et al. 1998
von 36 °C bis > 37,0 °C	Cesarovic et al. 2010
35,0 °C bis < 37,0 °C (zwischen 14–15 Uhr) 35,0–36,0 °C (zwischen 15–21 Uhr)	Cinelli et al. 2006
36,7 +/- 0,19 °C	Kort et al. 1998
36,6–37,0 °C	Meijer et al. 1995
36,4 +/- 0,4 °C	Zeller et al. 2007

Tabelle 2: Rektaltemperatur der Maus in Narkose.

Rektaltemperatur	Narkose	Wärmung	Narkosedauer	Literatur
36,5–37,5 °C	Isofluran	Warmwassermatte	50 Minuten	Cesarovic et al. 2010
32,3 +/-1,4 °C (♂) 31,7 +/-0,9 °C (♀) am Ende der Narkose	Medetomidin-Ketamin	ohne Wärmen	5 Minuten	Cruz et al. 1998
30,9 +/- 0,4 °C am Ende der Narkose	Isofluran	ohne Wärmen	40 Minuten	Zeller et al. 2007
24,54 +/- 0,50 °C am Ende der Narkose	Isofluran	ohne Wärmen	60 Minuten	Taylor 2007

Die empfohlene Umgebungstemperatur für Mäuse liegt zwischen 24–25 °C (Quesenborry und Carpenter 2004; Meredith und Johnson-Delaney 2010). Die ETS-Leitlinien von 2007 empfehlen eine Umgebungstemperatur zwischen 20–24 °C. Mäuse reagieren sehr empfindlich auf unterschiedliche Umgebungsbedingungen. So wirkt sich z.B. eine Veränderung der Umgebungstemperatur um 2–3 °C sofort auf die Körpertemperatur und somit den Stoffwechsel aus (Erhardt et al. 2002).

Die Herzfrequenz einer Maus liegt bei 310–840 Schlägen/Minute (Henke und Erhardt 2002). Die Atemfrequenz reicht von 70–220 Atemzügen/Minute (Ewringmann und Glöckner 2008) bis zu 250 Atemzügen/Minute (Meredith und Johnson-Delaney 2010). Wiersema et al. (1996) konnten bei Mäusen in Isoflurannarkose bei Narkoseeinleitung eine Atemfrequenz von 121 Atemzügen/Minute beobachten. Auch die physiologische Atemfrequenz der wachen Maus soll anhand einer Tabelle veranschaulicht werden (Tab. 3). Die Messwerte der Atemfrequenz für die Maus in Narkose sind in Tabelle 4 zu finden.

Insgesamt sind sowohl die Atmung und als auch die Herzfrequenz starken physiologischen Schwankungen unterworfen (Erhardt et al. 2002).

Tabelle 3: Physiologische Atemfrequenz der wachen Maus.

Atemfrequenz	Literaturstelle
70–220/Minute	Ewringmann und Glöckner 2008
100–250/Minute	Meredith und Johnson-Delaney 2010
121/Minute	Wiersema et al. 1996

Tabelle 4: Atemfrequenz der Maus in Narkose.

Atemfrequenz	Narkose	Wärmung	Narkosedauer	Literatur
100 +/- 0,9/Minute (am Ende der Narkose)	Isofluran	Wärmelampe	6 Stunden	Wiersema et al. 1996
30–55/Minute	Isofluran	Warmwassermatte	50 Minuten	Cesarovich et al. 2010
122 +/- 19/Minute (nach 10 Minuten) 179 +/- 58/Minute (Ende der Narkose)	MMF	Wärmeplatte	60 Minuten	Hjalmarsdottir-Schmid 2005
167 +/- 20/Minute	Ketamin (100 mg/kg)/Xylazin	Wärmeplatte	60 Minuten	Hjalmarsdottir-

(nach 10 Minuten)		(5 mg/kg)				Schmid 2005
170 +/- 13/Minute (Ende der Narkose)						
169 +/- 13/Minute (nach 10 Minuten)		Ketamin (80 mg/kg)/Xylazin (10 mg/kg)	Wärmeplatte		60 Minuten	Hjalmarsdottir-Schmid 2005
141 +/- 11/Minute (Ende der Narkose)						
178 +/- 12/Minute (nach 10 Minuten)		Ketamin (100 mg/kg)/Xylazin (20 mg/kg)	Wärmeplatte		60 Minuten	Hjalmarsdottir-Schmid 2005
164 +/- 8/Minute (Ende der Narkose)						

2.3 Körpertemperatur

A. Allgemeines

Die Körpertemperatur ist ein wichtiger Parameter für das Wohlbefinden von Labortieren (Newsom et al. 2004) und die Erhaltung des thermischen Gleichgewichts ist ausschlaggebend für dieses Wohlbefinden (Rembert et al. 2004).

Jeder Körper kann grob in 2 thermale Kompartimente eingeteilt werden: das Kernkompartiment, bestehend aus Körperstamm und Kopf und das periphere Kompartiment, bestehend aus den Extremitäten (Taguchi et al. 2004). Kinder und Babys kühlen schneller aus. Ihre Körperoberfläche und damit die Angriffsfläche für Wärmeverluste ist größer im Vergleich zu ihrer Stoffwechselrate, die größtenteils eine Funktion der Körpermasse ist (Szmuk et al. 2001). Dies gilt auch für kleine Nager (Taylor 2007).

Die Kerntemperatur dient als Maß für die zentrale Körpertemperatur, die unbeeinflusst vom vasokonstriktorischen Effekt der peripheren Gefäße bleibt (Wingfield 2001). Da die Rektaltemperatur im Normalfall gut mit der Kerntemperatur korreliert, kann anhand der Rektaltemperatur ein Monitoring der Kerntemperatur vorgenommen werden (Sessler 2008; Hannenberg und Sessler 2008). Die Kerntemperatur ist im Normalfall eng reguliert (Sessler 2009; Young und Sladen 1996). Diese strenge Regulation kann aber z.b. durch Krankheit oder Narkose gestört sein (Sessler 2009). Dabei wird Wärme prinzipiell weit schlechter toleriert als Kälte, da es bei Kerntemperaturen von über 42 °C zur Denaturierung von Proteinen kommt, während vergleichbare Temperaturabfälle bis zu einem gewissen Ausmaß nur zu reversiblen Veränderungen führen (Deacock und Holdcroft 1997).

B. Hautoberfläche

Die Temperatur der Hautoberfläche ist niedriger als die Kerntemperatur, z.B. ist die Temperatur der Stirn beim Menschen ca. 2 °C kälter als der Kern (Sessler 2008). Durch die Wärmebalance, die durch das subkutane Gewebe und den Wärmeverlust an die Umgebung zustande kommt, ist die Hauttemperatur festgelegt. Die Wärmeabgabe der Haut durch Strahlung und Konvektion hängt von der Umgebungstemperatur ab. Der Wärmeverlust über die Haut bleibt relativ linear, wenn die Umgebungstemperatur nicht zu sehr schwankt (Sessler 2008).

C. Wärmeproduktion durch das braune Fettgewebe (Nonshivering-Thermogenese)

Unter der sogenannten Nonshivering-Thermogenese versteht man eine Steigerung der metabolischen Wärmeproduktion, die nicht im Zusammenhang mit der Muskelaktivität steht (Sessler 2008). Diese Wärmeproduktion findet hauptsächlich in spezialisierten braunen Fettzellen statt, die einen höheren Anteil an Mitochondrien besitzen als andere Zellen. Bei Stimulation erreicht dieses braune Fettgewebe eine bei Weitem höhere metabolische Leistung verglichen mit jedem anderen Organ (Sessler 2008). Das braune Fettgewebe wird aktiviert, sobald der Organismus zusätzlicher Wärme bedarf, unter anderem auch im Fall der Winterschläfer beim Aufwachen (Cannon und Nedergaard 2004).

Die Nonshivering-Thermogenese dient als primärer Schutz vor Auskühlung bei kleinen Säugern, wie Mäusen und Ratten (Paris et al. 2005) und kann die metabolische Wärmeproduktion verdoppeln bzw. verdreifachen (Sessler 2008). Auch bei kleinen Kindern dient sie dem Schutz vor Auskühlung und kann ohne aktive Muskelarbeit zu einer Verdoppelung der Wärmeproduktion führen. Bei Erwachsenen und Tieren mit steigender Körpergröße wird die Nonshivering-Thermogenese kaum oder gar nicht gesehen (Sessler 2008).

Während Allgemeinanästhesie wird der Schwellenwert für die Körperkerntemperatur erniedrigt. Aus diesem Grund kommt es nicht zur Aktivierung des braunen Fettgewebes, obwohl die Körpertemperatur absinkt (Cannon und Nedergaard 2004). Überdies führen gasförmige Narkotika zu einer Blockierung der Funktion brauner Fettzellen, so dass unter Gasnarkose die Norepinephrin-induzierte Thermogenese gestört wird. In Folge dessen ist es Säugetieren nicht möglich, die Nonshivering-Thermogenese zu aktivieren, selbst wenn die erniedrigte Schwellentemperatur erreicht wurde. Erst beim Aufwachen aus der Narkose kann das braune Fettgewebe wieder aktiviert werden (Cannon und Nedergaard 2004).

2.4 Regulation der Körpertemperatur

2.4.1 Allgemeines

Die Kerntemperatur wird bei wachen Menschen durch ein intrinsisches System mit zentraler Kontrolle im Hypothalamus und ein Verhaltenssystem, das erlaubt, Temperaturextreme zu tolerieren, sehr genau reguliert, ohne dass es zu einer Hypothermie kommt (Deacock und Holdcroft 1997).

Die Umgebungstemperatur wird von freien Nervenenden registriert, die in der Dermis oder Epidermis der Haut sitzen (Insler und Sessler 2006). Sie sind die axonalen Fortsätze der thermosensitiven Neurone, die in den dorsalen Ganglienwurzeln sitzen. Die Information wird an die präoptische bzw. vordere Hypothalamusregion des Hirnstamms übertragen, die efferente Antworten auf abnorme Temperaturabweichungen hin kontrolliert. Der Mensch hat hierzu ein stark integriertes thermoregulatorisches System entwickelt, das die Kerntemperatur in einem relativ engen Temperaturbereich hält (Insler und Sessler 2006). Auch bei Mäusen wird die Körpertemperatur durch eine Kombination aus neuronalen Prozessen, die Temperaturwechsel wahrnehmen und hormonellen Prozessen geregelt, die Signale an Organe weitergeben und Stoffwechselprozesse in Muskulatur, Fettgewebe und Leber auslösen. Zudem erfolgt auch über Lunge, Schweißdrüsen und das Gefäßsystem eine Adjustierung der Temperatur, ähnlich wie beim Menschen (Gonzales und Rikke 2009).

Eine Hypothermie entsteht durch Wärmeumverteilung zwischen dem Kern und der Peripherie und einer Imbalance zwischen Wärmeverlust und Wärmeproduktion (Yamakage und Namiki 2004). Diesem wird bei wachen Tieren durch physiologische und Verhaltensantworten begegnet. So kommt es zur reflektorischen Vasokonstriktion und Kältezittern, ferner werden wärmere Bereiche aufgesucht, es kommt zur Piloarektion und die Körperoberfläche wird durch Zusammenrollen verkleinert (Wingfield 2001; Tilley und Smith 2004; Cannon und Nedergard 2011). Die Verhaltensänderungen würden normalerweise weit mehr zur Erhaltung der Kerntemperatur beitragen als die autonome Regulation (Sessler 1993), doch durch eine Narkose ist dem Tier jegliche Möglichkeit, durch adaptives Verhalten auf Kälte zu reagieren, genommen (Sessler 2008).

2.4.2 Temperaturmodel nach Sessler

Der thermale Input von Geweben im gesamten Körper wird in einer Vielzahl von Zentren (inklusive Rückenmark und Hirnstamm) zusammengefasst (Sessler 2008). Am wichtigsten ist hierbei der Hypothalamus (Sessler 2008).

Die Temperatur wird durch zentrale Strukturen reguliert, die die zusammengefassten thermalen Inputs, die über die Hautoberfläche, die Neuroaxis und das tiefe Gewebe eingehen, mit den Schwellenwerten für jede regulatorische Antwort vergleichen (Sessler 2008). Die Kontrolle wird auf die Weise ausgeübt, dass der thermale Input an verschiedenen Stellen innerhalb der Neuroaxis gesammelt wird. Der dominierende Kontrollpunkt bei Säugern ist jedoch der Hypothalamus, wobei die autonome Kontrolle im vorderen Hypothalamus und die Kontrolle des Verhaltens im hinteren Hypothalamus zentriert ist (Sessler 2008).

Die Weiterleitung der thermoregulatorischen Information läuft in 3 Phasen ab:

1) afferente thermale Sensoren
2) zentrale Regulation
3) efferente Antwort

TRPV-(transient receptor potential vanilloid) und TRPM-(transient receptor potential menthol)-Rezeptoren könnten dabei die wichtigsten Temperatursensorelemente sein (Sessler 2008).

Die primäre autonome Antwort auf Hitze ist Schwitzen und aktive präkapilläre Vasodilatation, die primäre autonome Antwort auf Kälte sind arterio-venöse Shunt-Vasokonstriktion und Zittern (Sessler 2009). Der Schwellenwert für Zittern liegt normalerweise 1 °C unter dem für die Vasokonstriktion und gilt als letzte Maßnahme des Körpers zum Wärmeerhalt. Vasokonstriktion und Zittern stehen im Zusammenhang mit autonomer und hämodynamischer Aktivierung (Sessler 2009).

Tiere, die keine Schweißdrüsen haben, z.B. Kaninchen, sind stark gefährdet, einen Hitzschlag zu erleiden (Quesenberry und Carpenter 2001; Ewringmann 2005). Können sie der Wärme nicht ausweichen, entwickeln sie rasch eine Hyperthermie, die zur Proteindenaturierung und Nekrosebildung in verschiedenen Organen, z.B. dem Gehirn, führt (Ewringmann 2005). In freier Wildbahn schützen sie sich daher, indem sie ihre Höhlen zur Nahrungsaufnahme nur am frühen Morgen und am Abend verlassen (Ewringmann 2005). Auch wenn sie Wärme teilweise über die stark durchbluteten Ohren abgeben können, versuchen sie eine Hyperthermie immer zu vermeiden, indem sie Schattenplätze aufsuchen und Höhlen graben (Quesenberry und Carpenter 2004).

2.4.3 Temperaturregulation über Vasokonstriktion während der Narkose

Das Verhältnis von Haut-zu-Kern-Wärmeübertragung gegenüber den autonomen thermoregulatorischen Antworten schwankt zwischen 5–20 % (Sessler 1993). Es ist unbekannt, ob das Verhältnis bei anästhesierten Patienten bestehen bleibt. Einmal ausgelöst, ist aber die Intensität der arterio-venösen Shunt-Vasokonstriktion während der Narkose ähnlich der von nicht narkotisierten Patienten (Sessler 2003).

Die autonome Thermoregulation hält die Kerntemperatur mehr oder weniger konstant, während die peripheren Gewebe durch tonische Vasokonstriktion auf niedrigeren Temperaturen gehalten werden (Sessler 1993). Vasomotion verändert den Wärmegehalt der peripheren Gewebe ohne die Temperatur der lebenswichtigen Organe zu ändern, indem die Peripherie als thermaler Puffer fungiert. Auf diese Weise kann man in kalter Umgebung Wärme verlieren und in warmer Umgebung Wärme aufnehmen (Sessler 1993). Diese Strategie minimiert den Bedarf an anderen autonomen Reaktionen, die Energie verbrauchen würden. Beim Mensch sind die Beine wahrscheinlich der größte periphere thermale Puffer (Sessler 1993).

2.5 Intraoperative Hypothermie

2.5.1 Allgemeines

Der Wärmeverlust des Körpers tritt bereits vor der Narkose über unbedeckte Hautstellen, nicht ausreichende Wärmezufuhr auf dem Weg zum OP, z.B. in Form von Decken (Burger und Fitzpatrick 2009) oder auch durch kalte Desinfektionsmittel (Wistrand und Nillson 2011) auf und steigert sich während der Narkose durch Strahlung, Konduktion, Konvektion und Verdunstung. Hauptursachen sind die Strahlung und Konduktion (Sheng et al. 2003). Die Wärmestrahlung ist die größte Quelle für den Wärmeverlust, selbst bei wachen, ruhenden Menschen (Deacock und Holdcroft 1997). Zusätzlich verändern Allgemein- und Regionalanästhesie die Physiologie der Thermoregulation (Zaballos und Campos 2003). Die thermo-regulatorische Reaktion wird durch die meisten allgemeinanästhetischen Medikamente, Opioide und Sedativa gestört, so dass eine intraoperative Hypothermie begünstigt wird (Ozaki 1996; Insler und Sessler 2006; Paris et al. 2005; Sessler 1993; Leslie und Sessler 2003; Matsukawa et al. 1998; Putzu et al. 2007; Sessler 2008; Smith et al. 1998).

Der größte Teil der Temperaturverluste ist der Wärmeredistribution zuzuschreiben (Kiekkas und Karga 2005). Eine Hypothermie wird durch interne Wärmeredistribution zwischen Kern und peripheren Geweben und Imbalance zwischen Wärmeverlust und Wärmeproduktion verursacht (Sessler 2008; Smith et al. 1999; Yamakage und Namiki 2004).

Im Fall der intraoperativen Hypothermie ist vor allem der Faktor problematisch, dass die Kerntemperatur beim Menschen bereits in den ersten 30 Minuten nach Narkoseeinleitung um 0,5–1,5 °C sinkt (Sessler 2008). Dies geschieht durch die Wärmeumverteilung vom Kern zur Peripherie (Sessler 2008). Es entwickelt sich eine sogenannte Redistributionshypothermie, wobei Wärme vom warmen Kern an die kühle Peripherie übergeht (Sessler 1993).

Kiyatkin und Brown (2005) beschreiben bei Ratten unter Pentobarbitalnarkose ohne Wärmen einen schnellen und deutlichen Temperaturabfall von 3,5–4,5 °C unter die Basiswerte von 36,0–37,0 °C. Bei Hunden beobachten Tan et al. (2004) ohne Wärmen einen durchschnittlichen Abfall der Rektaltemperatur in Narkose von 1,9 +/- 0,6 °C in der 1. Stunde und 1,4 +/- 0,4 °C in der 2. Stunde. Insgesamt konnten sie aus ihren Beobachtungen schließen, dass große Hunde vor allem in den ersten 2 Stunden der Narkose signifikant an Kerntemperatur verlieren.

Taylor (2007) kann bei Mäusen während einer 60-minütigen Isoflurannarkose feststellen, dass die Rektaltemperatur selbst mit einer zirkulierenden Warmwassermatte um 0,46 +/- 0,05 °C und ohne jegliches Wärmen um 9,90 +/- 0,35 °C abfällt.

Bei Mäusen in Medetomidin-Ketamin-Injektionsnarkose beschreiben Cruz et al. (1998) eine Hypothermie bereits nach 5–10 minütiger Narkose ohne Wärmen, mit einem Abfall der Rektaltemperatur um 4,0–4,46 °C. Auch Zeller et al. (2007) beobachten, dass bei Mäusen in Isoflurannarkose ohne Wärmequelle bereits in den ersten 5 Minuten die Kerntemperatur sinkt. Nach 35 Minuten in Narkose können sie einen Abfall der Kerntemperatur um 5,2 °C feststellen.

Tabelle 5: Temperaturabfall in Narkose ohne Wärmen.

Temperaturabfall	Zeit	Narkose	Spezies	Literatur
4,0–4,46 °C	5–10 Minuten	Medetomidin-Ketamin	Maus	Cruz et al. 1998
3,5–4,5 °C	ohne Angabe	Pentobarbital	Ratte	Kiyatkin und Brown 2005
1,9 +/- 0,6 °C 1,4+/-0,4 °C	1 Stunde 2 Stunden	ohne Angabe	Hund	Tan et al. 2004

| 9,90+/-0,35 °C | 1 Stunde | Isofluran | Maus | Taylor 2007 |
| 5,2 °C | 35 Minuten | Isofluran | Maus | Zeller et al. 2007 |

Ein „echter" Wärmeverlust ist eingetreten, wenn die Wärmeabgabe nach außen größer ist, als die Wärmeproduktion des Körpers (Scherer 1997). Eine solche Hypothermie kann zu einer Reihe von Komplikationen und im schlimmsten Fall zum Tod führen (Rembert et al. 2004).

2.5.2 Temperaturverlust durch Allgemeinanästhesie

Bei den meisten chirurgischen Eingriffen, die länger als 1 Stunde dauern, entwickelt sich eine intraoperative Hypothermie (Zaballos und Campos 2003). Tan et al. (2004) beschreiben, dass große Hunde vor allem in den ersten 2 Stunden der Narkose signifikant an Kerntemperatur verlieren, wenn sie nicht gewärmt werden. Auch Cruz et al. (1998) konnten bei Mäusen eine Hypothermie in Narkose beschreiben und zwar mit einem durchschnittlichen Abfall um 4,0–4,6 °C in den ersten 5–10 Minuten ohne Wärmen. Zeller et al. (2007) beobachteten schon in den ersten 5 Minuten der Narkose bei Mäusen ohne Wärmen einen Abfall der Kerntemperatur, der nach 35 Minuten bereits 5,2 °C betrug. Dies hängt damit zusammen, dass Allgemein-anästhetika die Funktion des autonomen Nervensystems einschließlich der thermoregulatorischen Kontrolle verändern, die im präoptischen Bereich des vorderen Hypothalamus sitzt. So führt z.b. eine Isoflurannarkose bei Ratten zu einer Steigerung der Norepinephrin-Freisetzung im präoptischen Bereich und verursacht auf diese Weise eine Hypothermie (Kushikata et al. 2005).

Da narkotisierte Patienten nicht über Verhaltensänderungen reagieren können, sind sie von autonomen Reaktionen und vom externen Temperaturmanagement abhängig (Sessler 2008). Eine anästhesiebedingte Störung stellt sich folgendermassen dar: Der Schwellenwert für die Wärmeantwort wird angehoben, der Schwellenwert für die Kälteantwort wird signifikant herabgesetzt und der Bereich zwischen den Schwellenwerten steigt um das 10- bis 20-fache auf 2–4 °C an. Der normale Unter-schied zwischen Schwellenwert für Zittern und Vasokonstriktion, der bei ca. 1 °C liegt, bleibt bei einer Allgemeinnarkose erhalten. Die Kombination aus erhöhtem Schwellenwert für Schwitzen und erniedrigtem Schwellenwert für Vasokonstriktion führt zu einem erhöhten Spielraum zwischen den Schwellenwerten von 0,2–0,4 °C auf 2–4 °C (10-fach). Temperaturen in diesem Bereich lösen nun keine Gegenreaktion der Temperaturregulation aus. Die Patienten sind somit poikilotherm in diesem Temperaturbereich (Sessler 2008).

Die zentrale Thermoregulation wird sowohl durch eine Allgemein- als auch eine Regionalanästhesie beeinflusst (Putzu et al. 2007). Es kommt zu einer Reduktion des Sympathikotonus mit Inhibition der peripheren Vasokonstriktion. Als Folge tritt eine Redistribution der Körperwärme vom Kern zum peripheren Kompartiment ein. Während einer Allgemeinanästhesie sind die normalen thermoregulatorischen Schwellenwerte beim Menschen um mindestens 2–3 °C unter die Schwellen im Wachzustand herabgesetzt (Putzu et al. 2007). Zusätzlich kann es durch weitere Kälteexposition während des operativen Eingriffs zu ungewollten Temperaturschwankungen kommen (Insler und Sessler 2006). Kalte Umgebungstemperaturen und große Volumenadministration fördern den Verlust von Wärme an die Umgebung (Leslie und Sessler 2003). Eine intraoperative Hypothermie wird von bestimmten Faktoren mitbeeinflusst, wie Raumtemperatur, Luftfeuchtigkeit, Größe des Operationsfelds, Umfang des Eingriffs und Dauer der Narkose (Grint und Murison 2007). Der Umfang der freigelegten Körperoberfläche scheint einen Einfluss zu haben (Bock et al. 1998), auch wenn Berber et al. (2001) ähnliche Temperaturverläufe beim Vergleich von Humanpatienten mit laparoskopischen Eingriffen und bei Patienten mit einer Eröffnung von Körperhöhlen verzeichnen konnten. Die Störung der Thermoregulation ist jedoch weitaus stärker an der Hypothermie beteiligt als ein kaltes Operationsumfeld, so dass eine intraoperative Hypothermie vielmehr durch die anästhetikabedingte Störung der Thermoregulation als durch die Auswirkung kalter Umgebung oder das Eröffnen von großen Körperhöhlen bedingt wird (Sessler 2008). Die pathophysiologische Ursache der perioperativen Hypothermie ist hauptsächlich ein initialer Abfall der Kerntemperatur durch Wärmeredistribution (Heuer 2003; Ikeda et al. 2001; Lee et al. 2004). Diese Wärmeredistribution wird durch eine anästhetikainduzierte Inhibition der thermoregulatorischen Vasokonstriktion und gleichzeitige Vasodilatation ausgelöst (Ikeda et al. 2001; Lee et al. 2004). Besonders Nager sind wegen des ungünstigen Verhältnisses von Körperoberfläche zur Körpermasse sehr empfänglich für eine Hypothermie während Allgemeinnarkosen (Taylor 2007).

2.5.3 Temperaturverlust durch Regional- und Epiduralanästhesie

Epidural- und Spinalanästhesien führen beim Menschen häufig zur Ausbildung einer Hypothermie (Sessler 2008). Bei Regionalanästhesien sind die regulatorischen Antworten in den ungeblockten Bereichen effektiv (Putzu et al. 2007). Dadurch tritt ein geringerer Wärmeverlust auf als bei Allgemeinanästhesie (Scherer 1997). Epidural- und Spinalanästhesie können jedoch auch eine Hypothermie des Kernes verursachen, indem sie eine tonische thermoregulatorische Vasokonstriktion verhindern und zur Redistribution der Wärme vom Kern zur kühleren Peripherie führen. Die Hypothermie des Kernes löst dann eine thermoregulatorische Reaktion mit Vasokonstriktion und Zittern aus (Sessler 1993). Eine Redistributionshypothermie ist häufig bei Epidural- und Spinalanästhesie (Ozaki 1996).

Auch im Fall der Regional- und Epiduralanästhesie ist die Wärmeredistribution wie bei der Allgemeinanästhesie die Hauptursache der Hypothermie (Sessler 2000). Im Unterschied zur Allgemeinanästhesie ist allerdings die Redistribution der Wärme typischerweise auf die Beine des Patienten beschränkt. Aus diesem Grund wird die Kerntemperatur nur halb so stark gesenkt wie bei einer Redistribution, die sich auf den gesamten Körper erstreckt. Wie bei der Allgemeinanästhesie kommt es zum linearen Abfall der Kerntemperatur, wobei das Ausmaß durch das Ungleichgewicht zwischen dem Wärmeverlust und der Wärmeproduktion bestimmt wird (Sessler 2000). Der Hauptunterschied zur Hypothermie in Allgemeinanästhesie ist, dass die Phase des linearen Temperaturabfalls nicht durch das Auftreten der thermoregulatorischen Vasokonstriktion beendet wird (Sessler 2000). Grund dafür ist, dass die Konstriktion in den Beinen peripher geblockt ist. Somit besteht die Gefahr, eine massive Hypothermie zu entwickeln (Sessler 2000). Auch bei Hund und Katze wird beschrieben, dass eine sympathische Blockade durch epidurale Administration von Lokalanästhetika zu signifikanter peripherer Vasodilatation und Hypotension führen kann (Seymour und Duke-Novakovski 2007).

2.5.4 Schemata zum Wärmeverlust

Die intraoperative Hypothermie entsteht in 3 Schritten:

1. Rapider Abfall der Kerntemperatur nach der Narkoseeinleitung durch Wärmeredistribution vom Kern zur Peripherie

Eine Hypothermie nach Einleitung einer Allgemeinnarkose geht hauptsächlich auf die Redistribution von Körperwärme vom Kern zur Peripherie zurück (Ikeda et al. 2001; Insler und Sessler 2006; Sessler 2003; Sessler 1995; Sessler 2000). Sowohl die zentrale, narkosebedingte Inhibition der tonischen thermoregulatorischen Vasokonstriktion (Ikeda et al. 2001; Sessler 2003; Sessler 2000) in arterio-venösen Shunts als auch anästhetikainduzierte arterioläre und venöse Dilatation tragen zu dieser Redistribution bei (Ikeda et al. 2001). Da die Redistribution intern ist, bleibt der Wärmegehalt des Körpers und die durchschnittliche Körpertemperatur fast konstant. Die Redistributionshypothermie lässt sich nur schwer behandeln, aber man kann sie durch Wärmen der Haut vor der Narkoseeinleitung verhindern (Sessler 1993). Patienten, die stark hypotherm sind, erreichen den durch die Narkose nach unten versetzten Schwellenwert zur Vasokonstriktion. Infolgedessen kommt es zur peripheren Vasokonstriktion, wodurch eine Reduktion des Wärmeverlusts über die Haut und eine Sequestrierung von Wärme im Körperkern erreicht wird (Sessler 1993).

2. Langsame, lineare Reduktion der Kerntemperatur, die über Stunden andauern kann

Die lineare Reduktion kommt dadurch zustande, dass der Wärmeverlust die Wärmeproduktion übersteigt (Deacock und Holdcroft 1997; Sessler 1993). Die Geschwindigkeit der Reduktion wird dabei durch den Unterschied zwischen Wärmeverlust und Wärmeproduktion bestimmt (Sessler 2000).

3. Erreichen eines Kerntemperaturplateaus

Nach 3–4 Stunden entsteht ein Plateau der Kerntemperatur (Deacock und Holdcroft 1997; Sessler 1993). Grund für die Entstehung des Plateaus ist die thermoregulatorische Vasokonstriktion (Deacock und Holdcroft 1997; Sessler 1993; Sessler 2000). Nachdem ein Plateau der Kerntemperatur erreicht ist, bleibt die Kerntemperatur für die restliche Zeit der Narkose unverändert (Insler und Sessler 2006). Die Kerntemperatur stabilisiert sich dabei auf einem unphysiologisch niedrigen Niveau. Eine Plateauphase kann beim Menschen bei einer relativ hohen Temperatur von ca. 35,5 °C auftreten, wenn der Patient nur geringfügig Wärme an die Umgebung verliert und nicht genügend auskühlt, um den Schwellenwert für die Vasokonstriktion zu erreichen (Sessler 1993).

Fällt das Plateau der Kerntemperatur mit der Vasokonstriktion zusammen, weist das darauf hin, dass eine reduzierte Durchblutung der Haut den Wärmeverlust von der Haut an die Umgebung minimiert (Sessler 1993). Daraus schließt man, dass das Plateau der Kerntemperatur zumindest teilweise als Folge von Sequesterbildung metabolischer Wärme im Kernkompartiment durch thermoregulatorische Vasokonstriktion entsteht (Sessler 1993; Deacock und Holdcroft 1997). Während der Entstehung des Plateaus wird die metabolische Wärmeproduktion weitgehend in dem relativ kleinen Kernkompartiment beibehalten. Da die metabolische Wärme jetzt in einen kleinen Teil der Körpermasse verteilt wird, bleibt die Kerntemperatur konstant. Demgegenüber wird das periphere Gewebe schneller hypotherm, da der Wärmeverlust an die Umgebung kaum reduziert wird. Der lokale Zellmetabolismus ist um ca. 5 % pro °C Körpertemperatur herabgesetzt und vom Kern wird nur minimal Wärme abgegeben. Letztendlich kommt es durch die Sequestrierung zur Wiederherstellung des normalen Temperaturgradienten zwischen Kern und Peripherie (Sessler 1993).

2.6 Folgen intraoperativer Hypothermie

2.6.1 Allgemeines

Der Verlust von Körperwärme während der Narkose kann zu erhöhter und schwerer Morbidität bei operierten Humanpatienten führen (Nesher et al. 2001; Torossian 2007). Auch im Fall von Labornagern berichten Tomasic und Nann (1999), dass der Verlust des thermischen Gleichgewichts direkt mit der erhöhten Mortalität bei Narkosen korrelieren könnte. Durch die Unfähigkeit, den Wärmeverlust zu kompensieren, kann die Toxizität und die Sicherheit einer Narkose beeinflusst werden. Dies wird auch von Cesarovic et al. (2010), Cruz et al. (1998) und Schuler et al. (2009) beschrieben. Speziell bei Labornagern trägt der Verlust des thermalen Gleichgewichts wohl direkt zur hohen Mortalität bei, die oft bei Narkosen beobachtet wird (Wixson et al. 1987).

Geier (1999) beschreibt, dass kleine Heimtiere, bei denen ein Narkosezwischenfall auftrat, vorwiegend durch Hypoglykämie und Hypothermie verstorben waren. Auch Katzen waren nach ihren Beobachtungen gefährdet. Beim Vergleich des Ausgangs von Narkosezwischenfällen in Inhalations- und Injektionsnarkosen zeigte sich eine deutlich höhere Todesrate bei Injektionsnarkosen sowohl bei kleinen Heimtieren als auch bei Hund

und Katze, was nicht zuletzt auch an einer schlechten Steuerbarkeit der meisten injizierbaren Narkosekombinationen liegen kann.

2.6.2 Auswirkungen auf das kardiovaskuläre System

Myokardiale Folgen

Eine perioperative Hypothermie verdreifacht das Auftreten myokardialer Komplikationen (Bräuer et al. 2006), da sie sich auf das Herz-Kreislaufsystem auswirkt (Grint und Murison 2007). Beim Menschen ergibt sich eine 3-mal höhere Wahrscheinlichkeit eines myokardialen Zwischenfalls bei einem Temperaturabfall um 1,3 °C (Putzu et al. 2007).

Eine postoperative Hypothermie kann eine bei Humanpatienten vorliegende kardiovaskuläre Störung verschlimmern (Hershey et al. 1997), es besteht ein signifikant erhöhtes Risiko für Herzpatienten (Sanford 1997). Beim Menschen führt die Hypothermie zu einer Myokardischämie (Frank et al. 1999; Bock et al. 1998; Putzu et al. 2007; Smith et al. 1998; Smith et al. 1999), aber auch zu einer Vielzahl anderer kardialer Ereignisse, wie Myokardinfarkt (Feroe und Augustine 1991), kongestives Herzversagen und Schlaganfall (Feroe und Augustine 1991). Außerdem können Rhythmusstörungen auftreten (Hasankhani et al. 2007; Smith et al. 1998), z.B. ventrikuläre Tachykardie (Leslie und Sessler 2003; Putzu et al. 2007), Vorhofflimmern und Kammerflimmern (Slew-Fong et al. 2003). Somit kann eine narkosebedingte Hypothermie beim Menschen tödliche kardiale Folgen hervorrufen (Hasegawa et al. 2003; Ikeda et al 2001; Insler und Sessler 2006; Leslie und Sessler 2006; Matsukawa et al. 1998; Sessler 2008; Taguchi et al. 2004). Dies gilt auch für das Tier (Wingfield 2001). Auch bei der Maus werden Hypothermie und kardiorespiratorische Depression als postanästhetische Komplikation beschrieben (Alves et al. 2009). Eine Hypothermie kann beim Kleintier zu Vorhofarrhythmien, später auch zu Kammerarrhythmien bis hin zum Kammerflimmern führen (Wingfield 2001). Auch Seymour und Duke-Novakovski (2007) schreiben, dass Hypothermie beim Kleintier am Herz-Kreislaufsystem zu Hypotension, Bradykardie, Myokardischämie und anderen Komplikationen bis hin zu Herzrhythmusstörungen führen kann. Problematisch ist zudem ein durch die Hypothermie ausgelöster erhöhter Plasmaspiegel an Katecholaminen (Bock et al. 1998; Hasankhani et al. 2007; Putzu eta al. 2007), der zu Tachykardie, Arrhythmie und Versagen der Pumpleistung des Herzens führen kann (Erhardt et al. 2004).

Koagulopathie und Blutverlust

Eine perioperative Hypothermie führt zudem zur Ausbildung einer Koagulopathie (Deacock und Holdcroft 1997; Hasegawa et al. 2003; Ikeda et al. 2001; Insler und Sessler 2006; Matsukawa et al. 1998; Sessler 1993; Sessler 2008; Sheng et al. 2003; Siew-Fong 2003; Smith et al. 1998; Taguchi et al. 2004). Ursache hierfür ist eine Störung der Plättchenfunktion, wodurch schon eine Reduktion der zentralen Temperatur um 0,5 °C zu erhöhten intraoperativen Blutverlusten führen kann (Putzu et al. 2007). Das erhöhte Auftreten von Blutungen beim Menschen (Feroe und Augustine 1991; Hasankhani et al. 2007; Leslie und Sessler 2003; Smith et al. 1998; Yamakage und Namiki 2004) bedingt einen erhöhten Bedarf an Transfusionen (Bräuer et al. 2006; Ikeda et al. 2001; Sessler 2008). Auch bei Kleintieren wird beschrieben, dass eine Hypothermie zur Koagulopathie führen kann, indem die Aktivität von Enzymen gestört wird, die an der Gerinnungskaskade beteiligt sind und die Plättchenfunktion reversibel gestört wird (Seymour und Duke-Novakovski 2007; Wingfield 2001). Als weitere Komplikation kann eine Hypothermie beim Kleintier eine DIC (disseminierte intravasale Gerinnung) hervorrufen (Muir et al. 2000; Wingfield 2001).

2.6.3 Wundinfektion

Eine Hypothermie beeinflusst auch das Auftreten von Wundinfektionen bei Mensch und Kleintier. Dies geschieht zum einen durch Auslösen einer regulatorischen peripheren Vasokonstriktion mit signifikanter Reduktion der subkutanen Sauerstoffspannung, die in direktem Zusammenhang mit einem erhöhten Auftreten von Wundinfektionen steht (Putzu et al. 2007; Sheng et al. 2003; Seymour und Duke-Novakovski 2007). Zum anderen stört eine Hypothermie direkt die Funktion des Immunsystems durch Behinderung der T-Zell-mediierten Antikörperproduktion und der unspezifischen Abwehrfunktion von Neutrophilen gegenüber Bakterien, deren Aktivität wiederum von der Sauerstoffversorgung abhängt (Putzu et al. 2007; Seymour und Duke-Novakovski 2007).

2.6.4 Zittern

Perioperative Hypothermie kann zu postoperativem Kältezittern führen (Deacock und Holdcroft 1997; Giesbrecht et al. 1994; Insler und Sessler 2006; Sessler 2008; Yamakage und Namiki 2004; Young und Sladen 1996). Zittern ist ein häufiges Problem bei Patienten, die aus der Narkose aufwachen. Es ist charakterisiert durch unfreiwillige Muskelaktivität, die die Stoffwechselrate steigert. Diese Muskelaktivität kann zu einem bedeutenden Anstieg des Sauerstoffbedarfs und schweren Komplikationen führen, v.a. bei Patienten mit kardiovaskulären Vorerkrankungen (Putzu et al. 2007; Sessler 2008). Thermischer Stress in der Aufwachphase ist an sich schon eine Komplikation. Der thermische Stress kann zu einem erhöhten Katecholaminspiegel führen und sowohl Tachykardien als auch Hypertension begünstigen (Putzu et al. 2007).

Auch beim Kleintier führt eine Hypothermie in der Aufwachphase zu intensivem Zittern, einer gesteigerten Stoffwechselrate und einem erhöhten Sauerstoffbedarf (Seymour und Duke-Novakovski 2007). Sie kann so zu Hypoxie, Myokardischämie, Hyperkapnie, metabolischer Azidose und Herzrhythmusstörungen führen (Seymour und Duke-Novakovski 2007).

Die elektromyografische Analyse der postanästhetischen Muskelaktivität zeigt 2 verschiedene Muster (Sessler 1993). Am häufigsten ist ein irregulärer, tonischer Tremor, der dem normalen thermoregulatorischen Zittern ähnelt. Daneben gibt es noch ein 5–7 Hz phasisches Aktivitätsmuster, das einem pathologischen Klonus bei Durchtrennung des Rückenmarks ähnelt. Beide Muster sind thermoregulatorisch, d.h. ihnen geht immer eine Hypothermie des Kernes und eine periphere Vasokonstriktion voraus (Sessler 1993).

2.6.5 Aufwachzeit

Eine intraoperative Hypothermie verlängert die Aufwachzeit bei Kleintieren, Labornagern sowie dem Menschen (Alves et al. 2009; Potti et al. 2007; Sessler 2008; Smith et al. 1998; Smith et al. 1999). Dies ist durch einen verlangsamten Medikamentenstoffwechsel bedingt (Carli und MacDonald 1996; Giesbrecht et al. 1994; Insler und Sessler 2006, Seymour und Duke-Novakovski 2007). Eine kurze Aufwachphase ist essenziell für das Wohlergehen des Tieres und kann postanästhetische Komplikationen reduzieren (Alves et al. 2009). Henke und Reinert (2006) beschreiben, dass Hypothermien bei kleinen Heimtieren zu einer starken Reduzierung des Stoffwechselgeschehens, zu einer massiven Verlängerung der Anästhesiezeit und somit schlechterer Rekonvaleszenz führen.

Tabelle 6: Aufwachzeiten der Maus aus Narkose mit und ohne Wärmen.

Aufwachzeit	Narkose	Wärmung	Narkosedauer	Literatur
1–2 Minuten	Isofluran	Warmwassermatte	50 Minuten	Cesarovic et al. 2010
7,43 +/- 12,8 Minuten (♂) 12,33 +/- 17,18 Minuten (♀)	Medetomidin-Ketamin	ohne Wärmen	5 Minuten	Cruz et al. 1998
2,82 +/- 0,46 Minuten	Medetomidin-Midazolam-Fentanyl	Wärmeplatte	60 Minuten	Hjalmarsdottir-Schmid 2005
2,29 +/- 0,81 Minuten	Ketamin (80 mg/kg)/Xylazin (10 mg/kg)	Wärmeplatte	60 Minuten	Hjalmarsdottir-Schmid 2005
2,55 +/- 3,23 Minuten	Ketamin (100 mg/kg)/Xylazin (5 mg/kg)	Wärmeplatte	60 Minuten	Hjalmarsdottir-Schmid 2005
6,13 +/- 4,05 Minuten	Ketamin (100 mg/kg)/Xylazin 20 mg/kg)	Wärmeplatte	60 Minuten	Hjalmarsdottir-Schmid 2005

2.7 Prävention der intraoperativen Hypothermie

In der Regel zielen die Präventionsmaßnahmen darauf ab, den Temperaturgradienten zwischen dem Patienten und seiner unmittelbaren Umgebung gering zu halten, und somit Wärmeverluste durch Strahlung, Konvektion, Konduktion und Evaporation zu minimieren (English et al. 1990). Sollte der Patient dennoch auskühlen, muss er gewärmt werden. Das

Wärmen kann entweder pharmakologisch (Opioide, Vasodilatatoren) oder physiologisch (Wärmen über die Haut) geschehen (Carli und MacDonald 1996). Auch eine milde Hypothermie (32,3–37,2 °C, Wingfield 2001) muss vor allem bei alten Patienten und Patienten mit systemischen Erkrankungen behandelt werden. Eine moderate (27,8–37,2 °C, Wingfield 2001), besonders jedoch eine schwerwiegende (Kerntemperatur < 27,8 °C, Wingfield 2001) Hypothermie stellt eine Gefahr für den Patienten dar (Feroe und Augustine 1991).

Eine angemessene perioperative Wärmeerhaltung beeinflusst das Operations-ergebnis bei jungen und vor allem bei alten Ratten positiv (Feroe und Augustine 1991). Durch ausreichende Wärmung können fast alle chirurgischen Patienten normotherm gehalten werden (Sessler 1993). Teil des Narkosemanagements ist deshalb unbedingt der Versuch, einen intraoperativen Abfall der Kerntemperatur zu verhindern (Jackson und Clinton 1997). Somit ist das Temperaturmonitoring eine Voraussetzung, um das Ziel der intraoperativen Erhaltung der Normothermie zu erreichen (Torossian 2007).

Sikoski et al. (2007) und Taylor (2007) stellten fest, dass sowohl Kaninchen als auch Mäuse und Ratten ohne Wärmen signifikante Temperaturverluste in Narkose erleiden. Zur Vermeidung von Temperaturverlusten ist ein externes Wärmen notwendig (Sikoski et al. 2007). Auch bei Katzen konnten Machon et al. (1999) beobachten, dass die Körpertemperatur bei Tieren, die durchgehend mit Forced-air-Wärmesystemen gewärmt wurden, deutlich höher war als bei Tieren, die nicht gewärmt wurden bzw. erst zu einem späteren Zeitpunkt der Narkose gewärmt wurden.

2.8 Problematik des Wärmens

2.8.1 Allgemeines

Ein limitierender Faktor für über die Haut wirkende Wärmesysteme ist, dass Wärme nur in das periphere thermale Kompartiment übertragen wird (Taguchi et al. 2004). Abhängig vom Vasomotorstatus kann der Fluss zum Kern und damit die Kernerwärmung erheblich verspätet sein. Die primäre Ursache ist, dass das periphere Gewebe typischerweise 2–4 °C unter der Kerntemperatur liegt. Wärme, die ins periphere Gewebe übertragen wird, gelangt aufgrund des 2. Gesetzes der Thermodynamik nicht in den Kern zurück (Taguchi et al. 2004). Die Menge der redistributierten Wärme ist eine Funktion des Gradienten zwischen 2 Kompartimenten. Sie ist abhängig von der OP-Temperatur, dem Vasomotorstatus des Patienten, dem Körperfettanteil und der Wirkung der Anästhetika (Putzu et al. 2007).

Eine nicht thermoregulatorische narkoseinduzierte Vasodilatation kann den Wärmetransfer beeinflussen (Plattner et al. 1997). Diese anästhesiebedingte Vasodilatation beeinflusst den Wärmetransfer zwischen den Kompartimenten und die Verteilung der Körperwärme sogar mehr als die thermoregulatorische Shunt-Vasomotion (Plattner et al. 1997). Beim Wiedererwärmen limitiert die thermoregulatorische Vasokonstriktion den Wärmetransfer von peripherem zu zentralem Kompartiment und behindert das Wiedererwärmen der Hautoberfläche, wodurch nur ein langsames Wiedererwärmen möglich ist (Smith et al. 1999).

Die thermoregulatorische Shunt-Vasomotion kann durch funktionelles Separieren der Kern- und Peripherie-Wärmekompartimente Veränderungen der Kerntemperatur abschwächen (Plattner et al. 1997). Diese vasokonstriktionsinduzierte Isolation des Kernes macht es möglich, dass peripheres Gewebe als thermischer Puffer fungiert. Diese Isolation des Kernes reduziert signifikant die mögliche Aufwärmung des Kernes. Die thermoregulatorische Vasokonstriktion muss mit der weiterbestehenden narkosebedingten Vasodilatation konkurrieren (Plattner et al. 1997).

2.8.2 Vorwärmen

Ein Vorwärmen der Patienten über die Haut reduziert die Redistributionshypothermie (Insler und Sessler 2006) und ist die effektivste Methode, eine Hypothermie zu verhindern (Leslie und Sessler 2003; Heuer 2003). Präanästhetisches Wärmen der Hautoberfläche reduziert die initiale, postinduktorische Hypothermie und verhindert eine intraoperative Hypothermie sowie postoperatives Kältezittern (Just et al. 1993; Vanni et al. 2003). Just et al. (1993) untersuchten Humanpatienten, die 90 Minuten mit Wärmedecken vorgewärmt wurden. Die vorgewärmte Gruppe zeigte kein postanästhetisches Kältezittern im Vergleich zur nicht vorgewärmten Gruppe und hatte nach 3 Stunden in Narkose eine höhere Rektaltemperatur als die Vergleichsgruppe (36,3 +/- 0,1 °C vs. 35,2 +/- 0,1 °C). Vanni et al. (2003) wärmten Humanpatienten 1 Stunde vor der OP vor und beobachteten während der ersten 2 Stunden im OP deutlich höhere Temperaturen bei Patienten, die vorgewärmt und intraoperativ gewärmt wurden, als bei Patienten, die nur intraoperativ gewärmt wurden. Auch die Extubationszeit konnte verkürzt werden, es trat deutlich weniger Kältezittern auf.

Selbst kurzes Vorwärmen kann die Temperatur des peripheren Gewebes signifikant erhöhen, den Temperaturgradienten vom Körperkern zur Peripherie minimieren und die Kerntemperatur in ihrem normalen Bereich halten (Kiekkas und Karga 2005). Schon 1 Stunde Vorwärmen über die Haut mit Forced-air-Wärmesystemen senkt beispielsweise die Auskühlung in der 1. Stunde der Narkose (Camus et al. 1995) bzw. sogar in den ersten 2 Stunden der Narkose in Kombination mit intraoperativem Wärmen (Vanni et al. 2003). Camus et al. (1995) beobachteten bei Humanpatienten intraoperativ in der nicht vorgewärmten Gruppe einen Temperaturabfall von 1,1 +/- 0,1 °C pro Stunde und bei der vorgewärmten Gruppe von 0,6 +/- 0,1 °C pro Stunde.

2.8.3 Aktives Wärmen über die Haut

Aktives Wärmen ist nötig, um exzessiven Wärmeverlust zu vermeiden (Rembert et al. 2004). Patienten, die konvektive Wärme erhalten, sind weniger hypotherm (Smith et al. 1998). Somit ist intraoperatives Wärmen der Hautoberfläche eine effektive Maßnahme, um die perioperative Normothermie aufrechtzuerhalten (Camus et al. 1997; Sessler 1993; Smith et al. 1998).

Zur Prävention intraoperativer Hypothermie können zum einen Forced-air-Wärmesysteme eingesetzt werden (Borms et al. 1994). Diese wärmen, indem angewärmte Luft in eine Decke gepumpt wird, die den Patienten umgibt. Die Wärme der Luft wird über Konvektion auf den Patienten übertragen (Putzu et al. 2007). Forced-air-Wärmesysteme sind effektiv in der Erhaltung der perioperativen Normothermie (Putzu et al. 2007; Sikoski et al. 2007; Xu et al. 2004; Smith et al. 1998), ihr Einsatz kann deshalb die Extubationszeit und das postoperative Zittern reduzieren (Xu et al. 2004). Vorwärmen bzw. Wärmen mit angewärmter Luft ermöglicht es, die Redistributionshypothermie unter Narkose zu verhindern (Putzu et al. 2007; Heuer 2003). Der Einsatz von Forced-air-Wärmesystemen während der Narkose steigert die Kerntemperatur auch wenn eine thermoregulatorische Vasokonstriktion vorliegt. Das System kann die Kerntemperatur weit schneller erwärmen als einfache Baumwolldecken (Plattner et al. 1997).

Rembert et al. (2004) stellten fest, dass mit Forced-air-Wärmesystemen eine bessere Wärmung der Mäuse und der Käfige möglich ist, als mit einer zirkulierenden Warmwassermatte oder einem Infrarotstrahler. Auch Machon et al. (1999) beobachteten, dass Katzen effektiv mit Forced-air-Wärmesystemen gewärmt werden können. Ebenso kann bei Kaninchen kein signifikanter Temperaturabfall gemessen werden (Sikoski et al. 2007).

Des Weiteren kommen auch elektrische Wärmematten zum Wärmen der Haut infrage (Tan et al. 2004; Henke et al. 2004). Sie sind effektiv, um eine intraoperative Hypothermie zu verhindern (Camus et al. 1997; Putzu et al. 2007). Elektrische Wärmematten sind im Vergleich zu Forced-air-Systemen in der Anschaffung deutlich günstiger und können trotzdem sehr viel Wärme auf den Patienten übertragen (Putzu et al. 2007). Quesenberry und Carpenter (2004) raten allerdings von jeglicher intraoperativen Anwendung einer elektrischen Wärmematte aufgrund einer möglichen Verbrennungsgefahr beim Kleinsäuger ab.

Die Temperatur der eingesetzten Wärmematte hat offenbar einen großen Einfluss auf die perioperative Thermoregulation. Felies et al. (2005) beobachteten bei Ratten, dass mit einer Wärmematte, die auf niedriger Stufe eingestellt ist, auch niedrigere Rektaltemperaturen erreicht werden können, als mit einer Wärmematte auf einer höheren Stufe. Auch Wärmekissen (heat pad), die in der Mikrowelle erwärmt werden, können als effektive und ungefährliche Wärmequelle besonders kostengünstig bei kleinen Nagern eingesetzt werden (Taylor 2007). Tan et al. (2004) verglichen die Effektivität verschiedener Wärmesysteme beim Hund und kamen zu dem Schluss, dass eine Kombination aus elektrischer Wärmematte und Wärmflaschen (zum Schutz der Tiere in Handtücher gewickelt), die um den Hund herum gelagert werden, am effektivsten sind.

Ebenfalls als effektives Wärmemittel werden zirkulierende Warmwassermatten eingesetzt (Sikoski et al. 2007; Taylor 2007; Xu et al. 2004). Sie reduzieren die Extubationszeit und das postoperative Zittern (Xu et al. 2004). Beim Mensch wird vermutet, dass es sich problematisch auswirken könnte, wenn die Matte unter dem Patienten liegt. Dies hat damit zu tun, dass der Rücken lediglich einen kleinen Teil der Körperoberfläche darstellt, und so der größte Teil der Wärme über die Körperoberfläche, die nicht in Kontakt mit der Matte steht, verloren wird. Durch den Druck auf den Rücken ist zudem die Durchblutung im Rücken reduziert, was das Verhältnis zwischen übermittelter und weitergeleiteter Wärme weiter reduziert (Putzu et al. 2007).

Bei Kaninchen konnte mit einer zirkulierenden Warmwassermatte ein leichter Anstieg der Körpertemperatur erreicht werden (Sikoski et al. 2007). Taylor (2007) beobachtete beim Vergleich von zirkulierender Warmwassermatte und Wärmekissen (heat pad) bei Narkosen an Ratte und Maus jeweils einen Temperaturabfall mit der zirkulierenden Warmwassermatte, während der Einsatz des Wärmekissens zu einem Temperaturanstieg führte. Allerdings gibt Taylor (2007) an, dass der Temperaturabfall zwar statistisch signifikant ist, jedoch physiologisch irrelevant.

Auch Wärmestrahler werden verwendet, um einer Hypothermie vorzubeugen (Rembert et al. 2004). Diese Geräte produzieren Infrarotstrahlung. Vorteil der Strahler ist, dass sie keinen direkten Kontakt zur Haut haben. Sie sind daher besonders gut für neonatale Intensivstationen, Kinder-OP's und Traumapatienten geeignet. Allerdings kann dieses Wärmemittel Wärmeverluste über Konvektion, d.h. über den Luftzug nicht stoppen, da der Patient nicht isoliert ist. Über Konvektion geht jedoch weit mehr Wärme verloren als über Wärmestrahlung (Putzu et al. 2007). Wiersema et al. (1996) beschrieben bei Mäusen einen Anstieg der Körpertemperatur durch Einsatz einer Wärmelampe. Die Tiere hatten bei Narkoseeinleitung eine Rektaltemperatur von 36,0 °C und bei Narkoseausleitung von 37,2 °C.

Neben den genannten Wärmemöglichkeiten, die von außen über die Haut auf den Körper wirken, gibt es eine Reihe interner Wärmesysteme (Putzu et al. 2007). Hierzu gehört z.B. die Applikation von Infusionen. Bei Gabe großer Infusionsmengen sollten diese auf Körpertemperatur angewärmt werden (Zaballos und Campos 2003). Die Gabe von 1 l ungewärmter kristalloider Infusionslösung kann beim Mensch zu einem Abfall der Körpertemperatur um 0,25 °C führen (Putzu et al. 2001). Wärmeverluste beim Mensch können durch die Gabe angewärmter Infusionen reduziert werden (Putzu et al. 2007; Muth et al. 1996; Smith et al. 1998; Insler und Sessler 2006). Dies gilt auch für Tiere (Seymour und Duke Novakovski 2007; King und Boag 2007). Allerdings genügen angewärmte Infusionen allein nicht, um eine Normothermie aufrechtzuhalten (Putzu et al. 2007; Heuer 2003), jedoch können gewärmte Infusionen erfolgreich dazu eingesetzt werden, eine Hypothermie zu behandeln (King und Boag 2007). Somerkoski (2008) beschreibt den perianästhetischen Einsatz eines Infusionserwärmers, der das Infusionssystem wärmt, zur Hypothermie-prophylaxe, der mit gewöhnlicher passiver Wärmekonservierung kombiniert wird (Abdeckung, Isolierung). Hierdurch kann zwar das Ausmaß der Hypothermie beim Hund verringert werden, jedoch genügt diese Massnahme allein nicht, um eine perioperative Normothermie aufrechtzuerhalten.

Insgesamt führt der Einsatz von gewärmten Infusionslösungen beim Mensch zu stabileren Kreislaufsituationen, weniger Kältezittern und kürzeren Aufwachzeiten (26 +/- 3 Minuten versus 36 +/- 5 Minuten) (Hasankhani et al. 2007). Auch eine intravenöse Gabe von Aminosäuren soll die Wärmeproduktion des Stoffwechsels bei Patienten unter Allgemeinanästhesie erhöhen (Putzu et al. 2007; Carli und MacDonald 1999). Aminosäuren stimulieren die Wärmeproduktion und den oxidativen Zellstoffwechsel (Carli und MacDonald 1999). Patienten, die eine intravenöse Aminosäure-Lösung bekamen, hatten eine um 0,5 °C höhere Kerntemperatur als Narkosepatienten, die diese nicht erhielten (Putzu et al. 2007).

Der Einsatz von sterilen Abdeckungen und von Baumwolldecken kann den Wärmeverlust um ca. 30 % minimieren (Putzu et al. 2007). Das Prinzip der thermischen Insulation basiert auf dem Einschluss einer Luftschicht zwischen den insulierenden Abdeckungen und der Hautoberfläche (Putzu et al. 2007). Da ein Großteil der Wärme über die Hautoberfläche verloren geht, senkt man durch kutane Insulation die Auskühlrate (Sessler 1993). Die Effizienz dieser Methode ist direkt proportional der bedeckten Oberfläche (Putzu et al. 2007). Eine passive Insulation reduziert den Wärmeverlust über die Haut, die meisten Patienten brauchen aber zudem aktives Wärmen (Zaballos und Campos 2003). Auch Rettungsfolien, Korkplatten oder mit körperwarmen Wasser gefüllte Handschuhe können zum Schutz vor Auskühlung eingesetzt werden (Erhardt et al. 2004).

Sowohl die elektrischen Wärmematte als auch die Warmwassermatte birgt allerdings das Risiko, thermische Schäden hervorzurufen (Quesenberry und Carpenter 2004). Es werden auch Verbrennungen durch intraoperativ eingesetzte, vorgewärmte Spüllösungen beim Mensch beschrieben (Huang et al. 2007) sowie Verbrennungen durch Forced-air-Wärmesysteme (Truell et al. 2000). Auch Infrarotlampen können zu Verbrennungen führen, selbst wenn kein direkter Hautkontakt besteht (Zima et al. 1992). Sogar in der Neonatologie eingesetzte Wärmestrahler bergen neben der Gefahr einer Hypothermie auch die Gefahr einer Hyperthermie (Trevisanuto et al. 2011). Generell besteht durch jedes Wärmemittel die Gefahr, eine Verbrennung auszulösen, so dass Vorsicht geboten ist (Cheney et al. 1994). Aus diesem Grund ist es ratsam, die Narkosezeit so gering wie möglich zu halten sowie Wärmeverluste zu vermeiden, indem z.B. angewärmte Infusionen verabreicht werden, der Körper der Tiere abgedeckt, die Raumtemperatur kontrolliert wird und externe Wärmequellen zum Einsatz kommen (Quesenberry und Carpenter 2004). Intraoperativ sollte die Körpertemperatur stets engmaschig überwacht werden, um sowohl auf Hyper- als auch Hypothermie rechtzeitig reagieren zu können (Muir et al. 2000; Seymour und Duke-Novakovski 2007).

2.8.4 Behandlung des Kältezitterns

Das postanästhetische Kältezittern kann durch Meperidin (Paris et al. 2005; Sessler 1993; Plattner et al. 1997) sowie Clonidin (Sessler 2008) oder Pethidin (Schulte am Esch et al. 2007) behandelt werden. Die Wirkung dieser Medikamente basiert wahrscheinlich auf einer Aktivierung von α_2-Adrenorezeptoren. Im Fall des Meperidin ist bekannt, dass es den Schwellenwert für Kältezittern 2-mal so stark reduzieren kann, wie den Schwellenwert für die Vasokonstriktion, wodurch die besonders potente Wirkung dieses Medikaments gegen das Kältezittern zustande kommt (Sessler 2008).

Eine Unterdrückung bzw. Reduktion des Kältezitterns durch Meperidin ist nicht auf eine Verminderung der Intensität des Zitterns zurückzuführen, sondern auf eine Reduktion des Schwellenwerts für das Zittern (Paris et al. 2005). Meperidin führt bei Mäusen zu einem erniedrigten Schwellenwert für die Nonshivering-Thermogenese. Obwohl die Kerntemperatur der Tiere sinkt, setzt das Kältezittern erst später ein als bei Tieren ohne Meperidin (Paris et al. 2005). Die Schwellentemperatur bei Mäusen, denen lediglich Kochsalz injiziert wurde, betrug 37,9 +/- 0,6 °C, während die Schwellentemperatur bei Mäusen, die Meperidin erhielten, bei 36,6 +/- 0,7 °C lag.

2.9 Hyperthermie

Die sogenannte maligne Hyperthermie ist eine pharmakogenetische Störung (Yang et al. 2006; Stowell 2008). Sie kann durch Inhalationsnarkotika (Stowell 2008;–Aleman et al. 2009) und depolarisierende Muskelrelaxantien ausgelöst werden (Stowell 2008; Aleman et al. 2009). Bei Katzen wird eine nicht genetisch bedingte Hyperthermie infolge von Opioiden -allein- oder in Kombination mit einer Injektions- oder Inhalationsnarkose beschrieben (Posner et al. 2010; Killos et al. 2010; Niedfeldt und Robertson 2006). Beim Pferd können auch nicht anästhesieassoziierte Faktoren einen Auslöser darstellen. So wurde eine maligne Hyperthermie schon infolge von Anstrengung, Stress, Zucht, Krankheit und Myopathien beschrieben (Aleman et al. 2009).

Die Ursache der malignen Hyperthermie liegt in einem Defekt des Ryanodin-Rezeptors Subtyp 1, in welchem Mutationen auftreten (Rüffert et al. 2007; Yang et al. 2006). Als Folge kommt es zu einer exzessiven Ausschüttung von Kalzium ins Zytoplasma der Muskelzellen (Rüffert et al. 2007; Metterlein et al. 2011). Damit steigt die Muskelenzymaktivität sowie Wärme- und CO_2-Produktion (Erhardt et al. 2004).

Eine nicht behandelte Hyperthermie kann potenziell tödlich verlaufen (Metterlein et al. 2011; Aleman et al. 2009), deshalb müssen beim Auftreten einer Hyperthermie sofort die auslösenden Substanzen abgesetzt werden (Schütte et al. 2011). Die Tiere sollten durch nasse Tücher oder Ice-Packs, kalte Duschen, kalte Infusionen, Alkohol und kalte Magen- oder Rektalspülung gekühlt werden. Zudem können Antipyretika, Kortikosteroide und Natriumbikarbonat gegebenen werden. Eine Sauerstoffgabe wird ebenfalls empfohlen und eine bestehende Tachykardie muss behandelt werden (Erhardt et al. 2004). Als Alternative zur weit verbreiteten Behandlung mit Dandrolen stellten Henke et al. (1995) ein Behandlungskonzept für Schweine vor, das aus O_2-Hyperventilation, intravenöser Gabe von Metamizol, ß-Blocker und Bikarbonat sowie ausgiebiger Kühlung des Patienten besteht. Bei den Tieren in dieser Studie konnte mit diesem Behandlungskonzept bei rechtzeitigem Erkennen des Krankheitsbilds die Kaskade der hypermetabolischen Stoffwechselentgleisungen erfolgreich durchbrochen werden.

Viel häufiger als eine maligne Hyperthermie durch Narkose ist jedoch eine intraoperative Hyperthermie durch andere Ursachen, wie exzessives Wärmen, Fieber oder eine Reaktion auf Bluttransfusionen (Sessler 2008). Auch bei kleinen Nagern muss darauf geachtet werden, dass durch den Einsatz von Wärmemitteln keine Hyperthermie oder gar Verbrennung erzeugt wird. Daher ist eine regelmäßige Temperaturkontrolle unbedingt notwendig (Meredith und Johnson-Delaney 2010).

2.10 Temperaturmonitoring

Alle Patienten, bei denen eine OP durchgeführt wird, die länger als 30 Minuten dauert, sollten Temperaturmonitoring und Maßnahmen zur Aufrechterhaltung der Normothermie erhalten (Putzu et al. 2007), denn Temperaturmonitoring ist die Vorraussetzung dafür, dass eine Normothermie während einer OP erreicht werden kann (Torossian 2007). Ein Temperaturmonitoring sollte auch durchgeführt werden, um die Mortalität durch maligne

Hyperpyrexie zu reduzieren (Crocker et al. 1980). Betroffen ist der Mensch, aber auch einige Schweine- und Hunderassen (Erhardt et al. 2004; Muir et al. 2000).

Zur Kontrolle der perioperativen Temperatur wird das Monitoring der zentralen Temperaturen empfohlen (Zaballos und Campos 2003). Das zentrale Kompartiment, welches die zentrale Temperatur widerspiegelt, umfasst stark perfundierte Gewebe, hauptsächlich Kopf und Rumpf. Die Temperatur bleibt dort fast stabil. Messstellen für das zentrale Kompartiment sind z.b. die Pulmonalarterie, der Nasopharynx, das Trommelfell und das distale Drittel des Ösophagus (Putzu et al. 2007). Die Kerntemperatur kann allerdings auch peripher gemessen werden, indem sie über sogenannte „Zwischenbereiche" geschätzt wird, die die Kerntemperatur widerspiegeln. Zu diesen „Zwischenbereichen" gehören Blase und Rektum (Putzu et al. 2007). Sie werden als „Zwischenbereiche" bezeichnet, da bei einer Änderung der Kerntemperatur die Temperatur in Blase und Rektum, aufgrund der Isolation vom zentralen Kern, zunächst unverändert bleibt (Frank et al. 1999).

Die Rektaltemperatur korreliert gut mit der Kerntemperatur (Sessler 2008) und kann diese genau widerspiegeln (Tomasic und Nann 1999; Insler und Sessler 2006). So beobachteten Machon et al. (1999) bei Katzen in Narkose, dass die ösophageale Temperatur und die rektale Temperatur der Tiere übereinstimmten. Die Rektaltemperatur reflektierte die Temperatur des Ösophagus, der als zentrale Messstelle die Kerntemperatur wiedergibt. Auch Wingfield (2001) beschreibt, dass bei Kleintieren die Kerntemperatur über eine rektale Messung abgeschätzt werden kann. Daneben besteht eine gute Korrelation zwischen der Oberflächentemperatur und der Rektaltemperatur (Frank et al. 1999). Newsom et al. (2004) beobachteten, dass bei Mäusen ähnliche Werte bei Oberflächen- und Rektaltemperatur gemessen wurden.

2.11 Therapeutische Hypothermie

Eine therapeutische Hypothermie kann nach Herzstillstand außerhalb der Klinik und bei Hirnverletzungen protektive Effekte haben, da der Stoffwechsel reduziert (Taguchi und Kurz 2005) und damit der Sauerstoffbedarf herabgesetzt wird (King und Boag 2007). Der gezielte Einsatz einer Hypothermie ist hilfreich, um Folgeerscheinungen, wie zerebrale Ödeme, hohe intrakranielle Drücke, Zellapoptose und Entzündung, vorzubeugen (Boar und King 2007).

Eine Reduktion der Kerntemperatur um 1–3 °C kann Schutz vor zerebraler Ischämie bieten (Matsukawa et al. 1998). Somit können beabsichtigte, milde Hypothermien das Gehirn schützen, auch während einer Neurochirurgie, aber vor allem bei ischämischen Vorfällen (Ozaki 1996). Sie können demnach abhängig von der OP-Art auch einen intraoperativen Schutz für das Gehirn bieten (Young und Sladen 1996). Das Auslösen einer beabsichtigten perioperativen Hypothermie ist durch die physiologische thermoregulatorische Antwort limitiert (Ozaki 1996). Bereits eine kleine Reduktion der Kerntemperatur führt zu Vasokonstriktion und Zittern, d.h. bei therapeutischer Hypothermie müssen Vasokonstriktion und Zittern unterdrückt werden (Taguchi und Kurz 2005).

2.12 Verwendete Anästhetika

2.12.1 Inhalationsnarkose mit Isofluran

Isofluran ist als Inhalationsnarkotikum sehr gut steuerbar und kommt den Anforderungen an ein ideales Inhalationsanästhetikum relativ nahe, da es schnell an- und abflutet, eine geringe Toxizität besitzt und dabei eine hohe Wirkungspotenz hat (Löscher et al. 2002). Es wird praktisch vollständig durch Abatmung eliminiert und besitzt keine Parenchymtoxizität (Löscher et al. 2002; Muir et al. 2000). Durch Isofluran erreicht man eine schwache Analgesie, eine gute Hypnose, eine gute Muskelrelaxation und eine verstärkte Wirkung von Muskelrelaxanzien (Schulte am Esch et al. 2007; Muir et al. 2000; Seymour und Duke-Novakovski 2007).

Im Bereich des ZNS ruft Isofluran eine generalisierte, zentrale Depression hervor (Muir et al. 2000). Es bewirkt eine Kreislaufdepression, auch wenn diese geringer ausfällt als bei anderen Narkosegasen, wie z.B. Halothan. Mit fortschreitender Narkosetiefe kommt es auch zu einer progressiven Vasodilatation und Hypotension (Muir et al. 2000; Erhardt et al. 2002; Erhardt et al. 2004). Durch anästhesiebedingte Vasodilatation geht Wärme über die Haut nach außen verloren (Inoue et al. 2010). Der mittlere arterielle Blutdruck und der periphere Gefäßwiderstand werden gesenkt (Muir et al. 2000). Es kommt zur Kreislaufdepression mit deutlicher Verminderung des peripheren Gefäßwiderstands, zu Blutdruckabfall sowie kompensatorischer Tachykardie (Schulte am Esch et al. 2007; Muir et al. 2000).

Aus Vergleichsstudien mit anderen Inhalationsnarkotika geht hervor, dass Isofluran im Vergleich mit Desfluran beim Kaninchen bei schneller Einleitung ebenfalls zu Abwehrbewegungen, Apnoe, Bradykardie, Hyperkapnie und Hypoxie führt (Hedenquist et al. 2001).

Im Vergleich mit Sevofluran beim Gerbil stellten Henke et al. (2004) fest, dass mit Isofluran eine schnellere Einleitung möglich ist, aber auch eine längere Aufwachphase vorliegt. Bei beiden Anästhetika kommt es zur Atemdepression. Bei Isofluran ist die erniedrigte Atemfrequenz weniger stark ausgeprägt als bei Sevofluran. Durch Wärmen auf einer elektrischen Wärmematte kann ein Temperaturverlust bei beiden Anästhetika vermieden werden.

Aus Untersuchungen von Sessler (1993) am Menschen wird klar, dass bei Isofluran der Abfall der Vasokonstriktionsschwelle dosisabhängig ist, mit einem Abfall von etwa 3 °C Körpertemperatur pro % Isofluran. Eine thermoregulatorische Vaso-konstriktion, die normalerweise beim Mensch bei 37 °C ausgelöst wird, tritt bei klinischen Isoflurandosen nicht auf ehe die Kerntemperatur auf ca. 34 °C gesunken ist. Die thermoregulatorische Vasokonstriktion ist bei Kindern, Erwachsenen und Babys unter Verwendung von Halothan und Isofluran gleichermaßen gestört.

Isofluran kann dosisabhängig den Schwellenwert für das Schwitzen erhöhen (Sessler 1993). So erniedrigt z.B. 1,2 % Isofluran den Schwellenwert für die Vasokonstriktion auf 33 °C und erhöht den Schwellenwert für Schwitzen auf ca. 38,2 °C (Sessler 1993). Isofluran senkt den Schwellenwert für die Kälteantwort nicht linear. Gasförmige Anästhetika verhindern eine Vasokonstriktion und Zittern weniger stark als z.B. Propofol bei niedriger Dosis, aber stärker als Propofol bei Narkosedosis (Sessler 2008).

Gasförmige Anästhetika senken den Schwellenwert der Vasokonstriktion deutlich (Sessler 2008). Wird die Vasokonstriktion einmal ausgelöst, ist eine 3-mal stärkere Hypothermie nötig als normal, um die maximale Vasokonstriktion auszulösen. Diese ist dann meist effektiv genug, um eine weitere Auskühlung des Kernes zu verhindern (Sessler 2008). Gerade Narkosesysteme mit hohen Frischgasflussraten begünstigen eine Hypothermie (Hodgson 2002). Auch das Inhalieren von kaltem Narkosegas kann zu Hypothermien führen (Bernthal 1989).

2.12.2 Injektionsnarkose mit MMF (Medetomidin, Midazolam, Fentanyl)

Medetomidin

Medetomidin ist ein α_2-Agonist, der auch in geringem Maße als α_1-Agonist fungiert (Verhältnis der Rezeptorselektivität α_1/α_2 1:1620) (Seymour und Duke-Novakovski 2007). Es wird oft verglichen mit Xylazin, welches allerdings nur ein relativ unselektiver α_2-Agonist ist (Verhältnis der Rezeptorselektivität α_1/α_2 1:160) (Löscher et al. 2002). In der Wirkung als α_2-Agonist ist das Medetomidin potenter als das Xylazin, weshalb für eine vergleichbare Wirkung eine niedrigere Dosis eingesetzt werden kann. Es wirkt durch Stimulation von zentralen α_2-Rezeptoren analgetisch. Außerdem verursacht es eine zentrale Muskelrelaxation, Sedation und Hypnose und hemmt die Speichelsekretion (Löscher et al. 2002). Die Körpertemperatur kann durch Gabe von α_2-Agonisten aufgrund von ZNS-Depression und reduzierter Muskelaktivität abfallen (Grint und Murison 2007). Medetomidin hat einen starken Einfluss auf die Regulation des Blutdrucks. Direkt nach Wirkungseintritt kommt es zur Stimulation peripherer postsynaptischer α_2-Adrenozeptoren und damit zu einem Anstieg des Blutdrucks und zur Vasokonstriktion (Löscher et al. 2002; Muir et al. 2000). Diese periphere Vasokonstriktion vermag den Temperaturverlust zu reduzieren (Seymour und Duke-Novakovski 2007). Allerdings folgt auf diesen initialen Blutdruckanstieg durch anschließende Stimulation zentraler prä- und postsynaptischer α_2-Rezeptoren im Bereich des Kreislaufzentrums ein Blutdruckabfall. Zudem wird die Freisetzung von Noradrenalin gehemmt, was den Blutdruckabfall unterstützt (Löscher et al. 2002; Muir et al. 2000). Problematische Nebenwirkungen von Medetomidin sind deshalb unter anderem starke Hypotension und Bradyarrhythmien. Zudem kommt es durch Medetomidin zu einem Abfall der Atemfrequenz und der Körpertemperatur (Löscher et al. 2002).

Durch die Stimulierung von α_2-Rezeptoren kommt es bei Medetomidin unter anderem allerdings auch zur Hypothermie (Schmidt-Oechtering und Becker 1992; Nishimura et al. 1992; Verstegen und Petcho 1993; Henke und Reinert 2006; Sinclair 2003). Medetomidin beeinflusst das Temperaturregulationszentrum im Hypothalamus und führt zur Ausbildung einer peripheren Vasokonstriktion (Vainio 1998; Grint und Murison 2007). Dies ist besonders bei Nagern und Kaninchen ausgeprägt (Vainio 1989). Durch die ausgelöste

Zentralisierung des Kreislaufs wird eine Wärmezufuhr von außen erschwert (Weyland et al. 1994). Es kommt zu einem Abfall der Körpertemperatur (Löscher et al. 2002).

Eine Antagonisierung von Medetomidin und dem α_2-Anteil des Xylazins ist möglich, z.B. mit Atipamezol (Muir et al. 2000; Löscher et al. 2002).

Midazolam

Midazolam gehört zur Gruppe der Benzodiazepine (Seymour und Duke-Novakovski 2007). Es wirkt sedativ, anxiolytisch, amnestisch, antikonvulsiv und zentral muskelrelaxierend (Schulte am Esch et al. 2007). Benzodiazepine wirken über Benzodiazepin-Rezeptoren im ZNS, die an GABA-Rezeptoren gekoppelt sind und die Wirkung des inhibitorischen Neurotransmitters GABA fördern, d.h. es erfolgt eine Hyperpolarisation der postsynaptischen Membran durch vermehrten Chlorideinstrom. Zudem hemmen Benzodiazepine im Rückenmark polysynaptische Reflexe. Dies erklärt die zentral muskelrelaxierende Wirkung in hohen Dosen (Löscher et al. 2002). Midazolam kann mit Flumazenil antagonisiert werden (Schulte am Esch et al. 2007).

Beim Einsatz von Midazolam werden verschiedene Körpersysteme beeinflusst. Dies kann Auswirkungen auf die Temperaturregulation haben. Benzodiazepine führen dosisabhängig zur ZNS-Depression. Dies verursacht Müdigkeit, Schläfrigkeit und Benommenheit (Muir et al. 2000). Es kommt zur dosisabhängigen Reduktion des zerebralen Sauerstoffverbrauchs und des zerebralen Blutflusses (Schulte am Esch et al. 2007). Unter Midazolam fällt der periphere Gefäßwiderstand geringfügig ab und damit auch der Blutdruck (Schulte am Esch et al. 2007). Bradykardie und Hypotension sind die Folge (Muir et al. 2000). Zudem stört Midazolam die thermoregulatorische Vasokonstriktion beim Menschen, so dass es zu einer peripheren Wärmeredistribution vom Kern zur Peripherie kommt (Matsukawa et al. 1997). Auch beim Tier führt Midazolam zur Vasodilatation. C57Bl/6-Mäuse zeigen eine reversible, dosisabhängige Vasodilatation (Colussi et al. 2011).

Midazolam senkt leicht den Schwellenwert für das Kältezittern bei menschlichen Patienten (Masamune et al. 2009). Insgesamt hat Midazolam jedoch nur geringen Einfluss auf die Thermoregulation (Sessler 2008).

Bei Untersuchungen an Kaninchen wurde festgestellt, dass bei einer Kombinationsnarkose mit Ketamin-Midazolam deutlich mehr Temperatur verloren wurde, als bei einer Kombinationsnarkose mit Ketamin-Medetomidin. Dies ging darauf zurück, dass die jeweiligen Injektionsnarkosen mit Isofluran verlängert wurden, was zu einer Vasodilatation und einem Wärmeverlust führte. Dabei benötigten Tiere, die zuvor eine Ketamin-Medetomidin-Narkose erhalten hatten, weniger Isofluran als Tiere mit Ketamin-Midazolam-Narkose, weshalb sie auch einen geringeren Temperaturverlust aufwiesen (Grint und Murison 2007).

Fentanyl

Fentanyl gehört zu den Opioiden und besitzt eine höhere analgetische Wirkungspotenz sowie eine kürzere Wirkdauer als Morphin (Löscher et al. 2002). Die Wirkung erfolgt über Opiat-Rezeptoren im Gehirn, Rückenmark und in der Peripherie (Löscher et al. 2002).

Fentanyl bewirkt eine zentrale Dämpfung: es hemmt die Erregungsübertragung polysynaptischer Bahnen (analgetische Wirkung) und führt so zu einer Abschirmung der Assoziationsareale des Frontalhirns. Unter der Wirkung von Fentanyl erfolgt eine zentrale Senkung des Sympathikustonus und eine erhöhte Vagusaktivität. Außerdem kommt es über die Wirkung der µ-Rezeptoren zur Vasodilatation (Schulte am Esch et al. 2007; Löscher et al. 2002). Durch die Weitstellung der Gefäße kann Wärme nach außen verloren gehen. Bei Kaninchen führt Fentanyl zu kurzzeitiger Reduktion des Gefäßdurchmessers in der Bauchaorta und höherem Widerstand im distalen Verteilungsbereich der linken A. carotis communis. Es erniedrigt den mittleren arteriellen Blutdruck, die Herzfrequenz und die Temperatur. Diese Effekte werden mit Folgeinjektionen noch stärker, d.h. es besteht ein kumulativer Effekt (Baumgartner et al. 2009).

Opiate führen z.B. bei Hunden und Schweinen zu Miosis, während es bei Katzen zu Mydriasis kommt. Bei Pferden tritt vermehrtes Schwitzen auf und vor allem bei Hunden wird ein Verlust an Körpertemperatur beschrieben (Muir et al. 2000; Seymour und Duke-Novakovski 2007). Opioide können allerdings auch eine Hyperthermie bei Narkosepatienten hervorrufen. Seymour und Duke-Novakovski (2007) beschreiben, dass es gerade bei Katzen postoperativ häufig zu Hyperthermie infolge einer Opioidgabe kommen kann. Auch bei Hunden senken Opioide die thermoregulatorischen Regulationsgrenzen, so dass ein Überhitzen mit Hecheln möglich ist (Seymour und Duke-Novakovski 2007). Desweiteren rufen Opioide eine Atemdepression hervor (Löscher et al. 2002). Die Auswirkungen auf das kardiovaskuläre System sind recht unterschiedlich, so wird beschrieben, dass es bei Frettchen und Ratten zur Hypotension kommt, während bei Kaninchen und Mäusen eine Hypertension beobachtet wird (Quesenberry und Carpenter 2004).

Weber (1998) beschreibt eine Kombinationsnarkose, die mit Medetomidin-Ketamin begonnen und bei der im weiteren Verlauf das Ketamin durch Fentanyl ersetzt wird, wobei es trotz Wärmen mit einem Heizkissen zu einem Abfall der Körpertemperatur um 1 °C bei Kaninchen kommt. Zudem führt das Fentanyl zu einem Blutdruckabfall und einer deutlichen Reduktion der Atemfrequenz der Tiere. Astner (1998) beobachtete, dass es bei Kaninchen bei einer Medetomidin-Midazolam-Fentanyl-Injektionsnarkose sogar zu vorübergehendem Atemstillstand kommen kann, was eine intensive Überwachung der Atmung während Narkose erfordert.

Die Wirkung von Fentanyl kann durch den Antagonisten Naloxon aufgehoben werden (Löscher et al. 2002).

2.12.3 Injektionsnarkose mit Ketamin-Xylazin

Die Ketamin-Xylazin-Injektionsnarkose ist nur teilweise antagonisierbar (Erhardt et al. 2002). Allein der α_2-Anteil des Xylazins kann in seiner Wirkung durch den Antagonisten Atipamezol aufgehoben werden (Löscher et al. 2002).

Ketamin

Ketamin ist kein Narkotikum im klassischen Sinne (Löscher et al. 2002). Es führt zu starker Analgesie, oberflächlichem Schlaf und Katalepsie. Man spricht auch von dissoziativer Anästhesie (Löscher et al. 2002).

Von Ketamin gibt es 2 optische Isomere, S(+)Ketamin und R(-)Ketamin (Sinner und Graf 2008). Es wirkt über N-methyl-D-Aspartat-Rezeptoren und Opioid-Rezeptoren sowie nikotinerge als auch muskarinerge Acetylcholin-Rezeptoren und den $GABA_A$-Rezeptorenkanal. Das Narkosepotential des S-Isomers ist 3- bis 4-mal größer als das des R-Isomers. Es hat höhere Affinität an die Phenzyclidin-Bindungsstelle am NMDA-Rezeptor. Zudem ist es wasser- und fettlöslich, was zur weiten Verteilung im Körper führt.

Der Ketaminmetabolismus läuft über hepatische mikrosomale Enzyme (Sinner und Graf 2008; Kohrs und Durieux 1998; Kress 1994).

In anästhetisch wirksamen Dosen erregt Ketamin bestimmte Regionen des ZNS (limbisches System), während thalamokortikale Bahnen gehemmt werden (Löscher et al. 2002). Die analgetische Wirkung kommt durch Hemmung der N-Methyl-D-Aspartat-Rezeptoren im ZNS zustande (Muir et al. 2000). Ketamin bewirkt am ZNS eine Bewusstseinsveränderung mit ausgeprägter Analgesie ohne Schlafzustand (dissoziative Anästhesie) (Schulte am Esch et al. 2007). Das Besondere an Ketamin ist, dass es im Gegensatz zu anderen Anästhetika das sympathische Nervensystem stimuliert. Während andere Anästhetika Vasodilatation und damit einen Wärmeverlust herbeiführen können, bewirkt Ketamin eine Erhöhung des peripheren arteriolären Widerstands und eine Vasokonstriktion. Somit wird unter Ketaminwirkung ein Wärmeverlust durch Redistribution von Körperwärme vom Kern zur Peripherie eingeschränkt. Ketamin kann die Wärmeredistribution vom Kern zur Peripherie während der Narkoseeinleitung so weit herabsetzen, dass es zur Vasokonstriktion führt oder die Vasodilatation, die mit der Einleitung eintritt, verhindert, z.B. bei Propofol und anderen Narkosen. Mit Ketamin kann auch bei Kindern nach Einleitung der arterio-venöse Shunt- und Vasomotorstatus beibehalten und durch Erhalten der Vasokonstriktion die Redistributionshypothermie eingeschränkt werden (Ikeda et al. 2001; Lee et al. 2004). Ketamin kann für Studien der Wärmephysiologie genutzt werden, in denen die Tiere anästhesiert werden müssen, aber die thermoregulatorische Steuerung nicht komplett blockiert werden soll. Eine geringe Störung der Thermoregulation ist wohl aber auch durch das Ketamin vorhanden. So führt eine Ketaminnarkose zu geringen thermo-regulatorischen Defiziten (Refinetti und Carlisle 1988). In einer Studie mit Ratten wurde beobachtet, dass es unter Ketamin-Xylazin-Narkose zu einer dosisabhängigen Depression der Kern- und Oberflächentemperatur kommt (Wixson et al. 1987). Ketamin steigert Herzfrequenz, Blutdruck, Herzminutenvolumen sowie Koronardurchblutung und erhöht den myokardialen Sauerstoffverbrauch (Schulte am Esch et al. 2007). Es senkt die Kontraktilität des Herzens und kann zu Lungenödem oder akutem Herzversagen führen. Zudem kann das Herz für Katecholamine sensibilisiert werden, was Arrhythmien begünstigt (Muir et al. 2000). Durch Ketamin kommt es nicht zur Muskelrelaxation, sondern zur Tonussteigerung (Löscher et al. 2002). Ketamin kann das Zittern bei Regionalanästhesie verhindern (Sagir et al. 2006) und bewirkt eine Bronchodilatation (Sinner und Graf 2008).

Astner (1998) beschreibt, dass es bei einer Kombinationsnarkose aus Medetomidin-Ketamin bei Kaninchen für etwa 1 Stunde bei konstanten Blutdruckwerten bleibt, die sich auf dem Niveau der Vorwerte bewegen. Dies wird auch von Henke et al. 2005 beschrieben.

Xylazin

Bei Xylazin handelt es sich um einen relativ unselektiven α_2-Agonisten (α_2/α_1-Rezeptorselektivitätsverhältnis 160:1) (Seymour und Duke-Novakovski 2007). Xylazin wirkt durch Stimulation von zentralen α_2-Rezeptoren analgetisch (Löscher et al. 2002). Weiterhin ruft Xylazin eine Sedation und Hypnose hervor und hemmt die Speichelsekretion. Wirkort des Xylazins sind periphere und zentrale α_2- und α_1-Adrenozeptoren. Direkt nach Wirkungseintritt kommt es zur Stimulation peripherer postsynaptischer α_2-Adrenozeptoren und damit zu einem Anstieg des Blutdrucks. Auf den initialen Blutdruckanstieg folgt durch Stimulation zentraler prä- und postsynaptischer α_2-Rezeptoren im Bereich des Kreislaufzentrums ein Blutdruckabfall. Zudem wird die Freisetzung von Noradrenalin gehemmt, was den Blutdruckabfall zusätzlich unterstützt. Außerdem ruft Xylazin eine zentrale Muskelrelaxation hervor (Löscher et al. 2002; Muir et al. 2000). Xylazin hat daneben eine Wirkung auf α_1-Rezeptoren. Diese liegen postsynapisch an der glatten Muskulatur der Arteriolen und der Venen sowie am Myokard. Bei Stimulation kommt es zur Konstriktion der Gefäßmuskulatur, zu einem Blutdruckanstieg und einer Steigerung der Kontraktilität des Herzens (Erhardt et al. 2004).

2.13 Antagonisten

2.13.1 Naloxon

Naloxon ist ein Opioidantagonist (Schulte am Esch et al. 2007; Erhardt et al. 2004; Löscher et al. 2002; Seymour und Duke-Novakovski 2007 2007; Muir et al. 2000). Es gehört zu den reinen Antagonisten (Schulte am Esch et al. 2007; Muir et al. 2000) und konkurriert mit den Opioiden um spezifische Bindungsstellen am Rezeptor (Erhardt et al. 2004; Muir et al. 2000). Naloxon ist ein Derivat des Oxymorphons und hat selbst keine agonistischen Eigenschaften. Es antagonisiert die Wirkung von Agonisten an μ-, δ und κ-

Rezeptoren (Erhardt et al. 2004) und hat bei Überdosierung keine Eigenwirkung (Löscher et al. 2002). Die Wirkung von Naloxon setzt bereits 1–2 Minuten nach intravenöser Gabe ein und hält für ca. 30–60 Minuten an. Deshalb kann es bei langwirksamen Opoiden zu einer erneuten Wirkung des Opioids kommen (Rebound-Effekt) (Erhardt et al. 2004; Löscher et al. 2002; Seymour und Duke-Novakovski 2007).

Einsatzgebiete des Naloxons:

1. In der Heimtieranästhesie als Bestandteil der „vollständig antagonisierbaren Anästhesie" (Erhardt et al. 2004).
2. Behandlung der Apnoe bei Welpen sowie der Scheinträchtigkeit bei Hündinnen (Löscher et al. 2002).

2.13.2 Flumazenil

Flumazenil ist ein spezifischer, kompetitiver Benzodiazepin-Antagonist (Löscher et al. 2002; Schulte am Esch et al. 2007; Erhardt et al. 2004; Muir et al. 2000). Es wird notfallmäßig bei Überdosierungen mit Benzodiazepin eingesetzt. Ernsthafte kardiovaskuläre Entzugssyndrome, wie bei der Opioidantagonisierung durch Naloxon, sind aber nicht bekannt (Schulte am Esch et al. 2007).

Bezüglich der Thermoregulation ist bei Gabe von Flumazenil eine Reduktion des Kältezitterns bei Inhalationsnarkosen beschrieben (Weinbroum und Geller 2001). Zudem wird es als Antagonist im Rahmen der VAA (vollständig antagonisierbaren Anästhesie) eingesetzt (Erhardt et al. 2004).

2.13.3 Atipamezol

Atipamezol ist ein spezifischer α_2-Adrenozeptor-Antagonist (Seymour und Duke-Novakovski 2007; Erhardt et al. 2004; Löscher et al. 2002; Muir et al. 2000). Die Strukturformel ist der des Medetomidins sehr ähnlich. Es wirkt an zentralen und peripheren α_2-Adrenozeptoren (Erhardt et al. 2004), hat eine höhere Selektivität für α_2-Rezeptoren und eine kürzere Wirkungsdauer als Yohimibin und Tolazolin (Löscher et al. 2002). Alleine verabreicht bewirkt es einen erhöhten Noradrenalin- und Serotoninumsatz im Gehirn. Es kann zu Unruhe und Hypermotorik führen. Die α_2-vermittelte Hypo- oder

Hypertonie wird aufgehoben, ebenso eine bestehende Bradykardie. Medetomidin- und Xylazin bedingte AV-Blöcke werden ebenfalls beseitigt. Der atemstimulierende Effekt lässt die arterielle Sauerstoffstättigung ansteigen. Erscheinungen wie Hyperglykämie, verminderte Insulinproduktion des Pankreas und Polyurie verschwinden (Erhardt et al. 2004). Bei Überdosierung sind Tachykardien sowie zentrale Erregungserscheinungen (Hyperaktivität, Muskeltremor) möglich (Löscher et al. 2002). Auch Atipamezol wird als Antagonist im Rahmen der VAA (vollständig antagonisierbaren Anästhesie) eingesetzt. Wichtig ist auch, dass in diesem Rahmen die durch Xylazin oder Medetomidin ausgelöste Hypothermie aufgehoben wird (Erhardt et al. 2004).

3 Eigene Untersuchungen

3.1 Zielsetzung

Unter dem Gesichtspunkt, eine gefährliche Hypothermie bei Kleinsäugern möglichst zu vermeiden, indem die am besten geeignete Anästhesie und das beste Wärmeregime gewählt wird, wurden in dieser Arbeit 3 verschiedene Narkoseregime und 2 verschiedene Wärmeregime bzw. jeweils eine Versuchsgruppe ohne Wärmen eingesetzt -und die Effizienz bezüglich des Erhalts einer Normothermie verglichen. Ziel war es aufzuzeigen, dass es effizienter für den Verlauf der Narkose, die Stabilität von Vitalparametern und die Aufwachzeit ist, eine sich während bzw. sogar schon vor der Narkose entwickelnde Hypothermie zu verhindern, als nach der Narkose zu versuchen, die hypothermen Tiere wieder aufzuwärmen.

3.2 Material und Methoden

3.2.1 Tiere und Tierhaltung

Als Versuchstiere wurden insgesamt 60 weibliche Mäuse (Charles River GmbH, Sulzfeld) des Stammes C57Bl/6 mit einem durchschnittlichen Gewicht von 21–25 g und einem Alter von 10–12 Wochen verwendet.

Die Haltung der Mäuse erfolgte in Standardkäfigen aus Makrolon mit Filtertop (Typ II: für bis zu 4 Mäuse; Typ IV: für bis zu 10 Mäuse). Als Futter erhielten die Tiere eine Standarddiät für Ratten und Mäuse (Altromin Spezialfutter GmbH & Co. KG, Lage) und Wasser ad libitum (autoklaviertes Trinkwasser, Flaschenwechsel 2-mal /Woche). Die Einstreu bestand aus Lignocel-Holzgranulat (J. Rettenmaier & Söhne GmbH & Co. KG, Rosenberg). Der Einstreuwechsel erfolgte 2-mal/Woche. Zudem stand den Tieren auch autoklavierter Zellstoff als Nestbaumaterial zur Verfügung.

Die Räume waren speziell als Tierhaltungsräume konzipiert (personenlimitierte Zutrittskontrolle, Pflege durch ausgebildete Versuchstierpfleger, Klimatisierung, Hell-Dunkel-Rhythmus von je 12 Stunden mit Dämmerungsphase). Das Hygienemanagement erfolgte gemäß den Empfehlungen der FELASA. Die Raumtemperatur betrug zwischen

21–23 °C und die relative Luftfeuchte lag bei 55+/-10 %. Die Haltung der Tiere erfolgte in Umsetzung der in der EU-Richtlinie 86/609 festgelegten Bedingungen.

Das Versuchsvorhaben wurde von der Regierung von Oberbayern unter dem Az.: 55.2-1-54-2531-29-09 genehmigt.

3.2.2 Versuchsplanung

Die 3 folgenden Narkoseregime wurden in Bezug auf ihre Auswirkung auf die Temperaturregulation bei der Maus untersucht:

1) eine Mono-Inhalationsnarkose mit Isofluran

(Einleitung 5 % , Erhaltung 2 %; Muir et al. 2000)

2) eine vollständig antagonisierbare Injektionsnarkose mit MMF

(0,05 mg/kg Fentanyl, 5,0 mg/kg Midazolam, 0,5 mg/kg Medetomidin; Erhardt et al. 2002)

3) eine teilantagonisierbare Injektionsnarkose mit Ketamin-Xylazin (80mg/kg Ketamin, 15 mg/kg Xylazin; Muir et al. 2000)

Innerhalb dieser 3 Narkoseregime (1, 2, 3), wurden jeweils 3 Untergruppen (a, b und c) mit verschiedenen Wärmemethoden bzw. ohne jegliches Wärmen untersucht. Somit durchliefen die Tiere einer Gruppe jeweils 3 Narkosen von 30-minütiger Dauer, wobei zwischen den einzelnen Narkosen 1 Woche Pause zur Rekonvaleszenz eingehalten wurde.

Tabelle 7: Gruppenübersicht.

Iso = Isofluran, MMF = Medotomidin-Midazolam-Fentanyl, KX = Ketamin-Xylazin, VW = Vorwärmen, WM = Wärmematte, oW = ohne Wärmen.

Narkose (1–3)	Wärmemethode a)	Wärmemethode b)	Versuchsgruppe c)
Iso	VW	WM	oW
MMF	VW	WM	oW
KX	VW	WM	oW

3.2.3 Erläuterung der einzelnen Wärmemethoden bzw. Versuchsgruppen

a) Vorwärmen

Die Tiere wurden vor der Narkose 5 Minuten in einen gewärmten Käfig gesetzt. Gewärmt bedeutet, dass der Käfig auf einer Wärmeplatte (Fa. Medax GmbH & Co. KG, Kiel) stand, die auf Stufe 38 °C eingestellt war und eine Käfiginnentemperatur von 21–23 °C (vergleichbar mit der Temperatur im Mausraum) aufrechterhalten sollte. Nach der Narkoseeinleitung wurden sie während des Versuchs auf einer elektrischen Wärmematte (Fa. Horn, Gottmadingen) gelagert, die auf 38 °C eingestellt war.

b) Wärmematte

Diese Tiere wurden „nicht vorgewärmt", sondern nur „gewärmt", d.h. die Narkose wurde in einem zimmerwarmen Käfig bzw. in der zimmerwarmen Box eingeleitet und die Tiere während der Narkose auf einer elektrischen Wärmematte (Fa. Horn, Gottmadingen) gelagert. Zimmerwarm bedeutet, dass Käfig bzw. Box nicht zusätzlich gewärmt oder gekühlt wurden, sondern allein der jeweils vorliegenden Zimmertemperatur ausgesetzt waren. Bei dieser Untergruppe wurde ein eventueller Wärmeverlust in der Einleitungsphase durch Wärmeabgabe an den Käfig und durch die eventuell kühlere Raumluft in Kauf genommen. Die elektrische Wärmematte war auf 38 °C eingestellt.

c) Versuchsgruppe „ohne Wärmen"

Diese Tiere wurden nicht gewärmt, weder vor noch während der Narkose. Ein Wärmeverlust durch Wärmeabgabe an den Käfigboden und Raumluft wurde dabei bewusst in Kauf genommen. Als Unterlage diente lediglich ein Papierhandtuch, um Urin aufnehmen zu können.

3.2.4 Verwendete Anästhesieregime

In dieser Arbeit sollten 3 standardmäßig bei der Maus eingesetzte Narkoseregime eingesetzt werden (Muir et al. 2000; Hjálmarsdóttir-Schmid 2005).

Tabelle 8: Übersicht über die verwendeten Anästhetika.

Generikum	Handelsname	Firma	Dosierung	Applikationsart
Isofluran	Forene®	Abbot	5 % Einleitung/2 % Erhaltungsdosis	über die Atemluft
Medetomidin	Domitor®	Pfizer	0,5 mg/kg	i.p. in Mischspritze
Midazolam	Dormicum®	Hoffmann-La Roche	5 mg/kg	i.p. in Mischspritze
Fentanyl	Fentanyl-Janssen®	Roche	0,05 mg/kg	i.p. in Mischspritze
Ketamin	Narketan®	Vétoquinol-Chassot	80 mg/kg	i.p. in Mischspritze
Xylazin	Rompun®	Bayer	15 mg/kg	i.p. in Mischspritze

Tabelle 9: Übersicht über die eingesetzten Antagonisten.

Generikum	Handelsname	Firma	Dosierung	Applikationsart	Antagonisierung von
Atipamezol	Antisedan®	Pfizer	2,5 mg/kg	s.c.	Xylazin/Medetomidin
Flumazenil	Anexate®	Roche	0,5 mg/kg	s.c.	Midazolam
Naloxon	Naloxon®	Inresa	1,2 mg/kg	s.c.	Fentanyl

3.2.5 Versuchsdurchführung

Vorbereitung der Tiere

60 weibliche Bl/6-Mäuse wurden vor der Narkose auf ihren Gesundheitszustand untersucht. Nur klinisch gesunde Tiere wurden in den Versuch aufgenommen.

Die Tiere wurden entsprechend den Narkose- und Wärmegruppen, denen sie zugeteilt waren, vorbereitet. Zwischen den einzelnen Narkosen wurde für jedes Tier 1 Woche Rekonvaleszenzzeit eingehalten

Zum Schutz der Hornhaut erhielten die Mäuse Bepanthen®-Augensalbe während der Narkose.

Inhalationsnarkose

Zur Einleitung wurde die Maus in eine Ganzkörperkammer gesetzt, die bereits mit 5 % Isofluran und 1 l Sauerstoff vorgeflutet war. Nach Erlöschen des Stellreflexes, der durch vorsichtiges Drehen der Kammer geprüft werden konnte, wurde die Gaskonzentration auf 2 % reduziert und das Tier aus der Kammer genommen, um es an die Nasenkammer anzuschließen. Zum Beenden der Narkose wurde der Isofluranzufluss unterbrochen und das Tier von der Nasenkammer genommen.

MMF-Narkose und KX-Narkose

Zur Einleitung wurde die Maus im Nackengriff mit einer Hand fixiert und in Kopftiefhaltung verbracht. Mit der anderen Hand wurde die für das Tier berechnete Dosis MMF bzw. KX intraperitoneal in den obenliegenden kaudalen Quadranten injiziert. Danach wurde das Tier in den Käfig zurückgesetzt und beobachtet, bis der Stellreflex erloschen war. Dieser konnte im Käfig geprüft werden, indem das Tier vorsichtig mit dem Finger auf die Seite gerollt wurde.

Zum Beenden der MMF-Narkose wurde eine vollständige Antagonisierung mit AFN (Atipamezol, Flumazenil, Naloxon) nach frühestens 30 Minuten vorgenommen. Die für das betreffende Tier errechnete Dosis wurde subkutan injiziert. Die KX-Narkose konnte durch eine subkutane Injektion des Antagonisten Atipamezol nur teilantagonisiert werden.

3.2.6 Messschema und Messgrößen

Die Tiere wurden 30 Minuten in Narkose belassen und dabei wurden alle 10 Minuten die Parameter Rektaltemperatur, Oberflächentemperatur, Atemfrequenz, Lidreflex, Stellreflex, Zwischenzehenreflex, Raumtemperatur und Temperatur der Wärmematte kontrolliert. Somit ergaben sich die Messzeitpunkte T_0 (1. Messung: nach Narkoseeinleitung, sobald das Erlöschen des Stellreflexes festgestellt wurde), T_{10} (2. Messung: 10 Minuten nach T_0), T_{20} (3. Messung: nach 20 Minuten) und T_{30} (4. Messung: nach 30 Minuten).

Tabelle 10: Messschema.

Narkose-gruppe 1–3 Untergruppe a–c	Messzeit-punkt T_0	Messzeit-punkt T_{10}	Messzeit-punkt T_{20}	Messzeit-punkt T_{30}
Rektaltemperatur				
Oberflächentemperatur				
Raumtemperatur				
Atemfrequenz				
Zwischenzehenreflex				
Stellreflex				
Lidreflex				
Temperatur				

der Wärmematte				

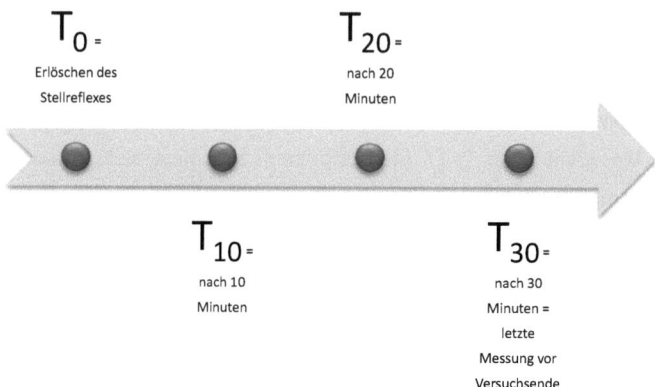

Abbildung 1: Zeitachse.

T_0 = Erlöschen des Stellreflexes
T_{10} = nach 10 Minuten
T_{20} = nach 20 Minuten
T_{30} = nach 30 Minuten = letzte Messung vor Versuchsende

Messgrößen

Rektaltemperatur

Die Rektaltemperatur wurde mit einer Rektalsonde der Fa. Hugo Sachs Elektronik-Harvard Apparatus GmbH, March-Hugstetten, gemessen. Hierzu wurde die Sonde rektal eingeführt (Abb.2). Zum Schutz des Darmes beim Einführen der Sonde wurde etwas Bepanthen®-Augensalbe auf die Spitze der Sonde aufgetragen.

Oberfläche

Die Oberflächentemperatur der Tiere wurde mit einer Surfacesonde der Fa. Hugo Sachs Elektronik-Harvard Apparatus GmbH, March-Hugstetten, gemessen (Abb. 2). Hierzu wurde die Sonde auf das Abdomen der Tiere gehalten, die in Anästhesie in Rückenlage positioniert wurden.

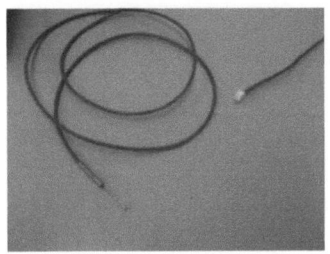

**Abbildung 2: Sonden.
Links Rektalsonde, rechts Surfacesonde.**

Raumtemperatur und Käfiginnentemperatur

Zusätzlich wurden mit einer Airprobe-Sonde der Fa. Hugo Sachs Elektronik-Harvard Appartus GmbH, March-Hugstetten, (Abb. 3) die Raum- bzw. Käfigtemperatur erfasst. Hierfür wurde die Sonde etwa 15 cm über die narkotisierten Tiere gehalten, um die Raumtemperatur festzustellen und in den Käfigen 5 cm über den Käfigboden platziert, um die Käfiginnentemperatur zu messen.

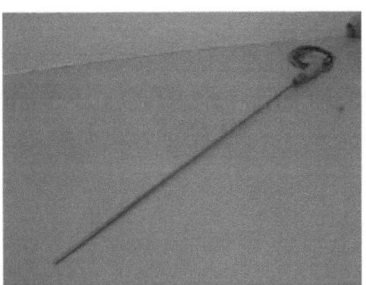

Abbildung 3: Raumsonde.

Für die Erfassung der Temperaturen wurden der Thermalert Model TH-8 Temperaturmonitor der Fa. Hugo Sachs Elektronik-Harvard Appartus GmbH, March-Hugstetten, eingesetzt (Abb. 4).

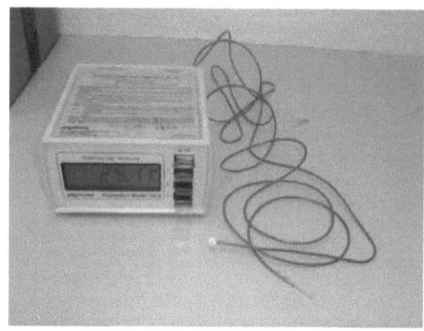

Abbildung 4: Thermalert Monitor Model TH-8.

Atemfrequenz

Die Atemfrequenz wurde durch Auszählen der Thoraxbewegungen ermittelt. Hierbei wurden die Thoraxbewegungen über einen Zeitraum von 30 Sekunden gezählt und dann mit 2 multipliziert, um die Atemfrequenz pro Minute zu erhalten.

Fußrückziehreflex

Dieser Reflex kann an den Vorder- und Hintergliedmaßen der Tiere getestet werden. Bei einem positiven Reflex reagieren die Tiere auf ein Kneifen zwischen den Zehen mit dem Zurückziehen der Gliedmaße. Das Verschwinden des Reflexes ist ein Maß für eine ausreichende Tiefe der Narkose.

Stellreflex

Dieser Reflex verläuft positiv, wenn sich das Tier selbständig von der Rückenlage zurück in die Bauchlage dreht. Er soll in dieser Arbeit dazu dienen, den Beginn und das Ende der Narkose zu definieren.

Lidreflex

Dieser Reflex kann ausgelöst werden, wenn man das Lid im medialen Augenwinkel leicht mit der Fingerspitze berührt. Im positiven Fall wird ein Blinzeln oder zumindest ein Zucken der Augenlider ausgelöst. Dieser Reflex ist ebenfalls ein Maß für die Tiefe einer Narkose.

Aufwachzeit

Nach Ausleiten der jeweiligen Narkose wurde die Zeit notiert, die die Tiere benötigten, um in erster Linie den Stellreflex, aber auch den Lid- und Fußrückziehreflex wiederzuerlangen. Dies bedeutet für die Iso-Narkose eine Messung der Zeit ab Beenden der Gaszufuhr bis zum Wiedererlangen von Stell-, Fußrückzieh- und Lidreflex. Für die beiden Injektionsnarkosen MMF und KX wurde die Aufwachzeit von der Injektion der Antagonisten bis zum Wiedererlangen der oben genannten Reflexe gemessen.

Als „wach" wurde ein Tier definiert, dass sowohl den Lid-, Fußrückzieh- als auch Stellreflex wiedererlangt hatte.

Versuchsende

Nach 30 Minuten in Narkose wurden die Tiere geweckt, indem im Fall der Iso-Narkose die Isofluranzufuhr beendet und das Tier von der Maske genommen wurde, bei MMF-Narkose die entsprechende Dosis AFN (Atipamezol, Flumazenil, Naloxon) (Erhardt et al. 2002) subkutan verabreicht und bei KX mit der entsprechenden Dosis Atipamezol (2,5 mg/kg) subkutan teilantagonisiert (Löscher et al. 2002, Muir et al. 2000) wurde.

Zum Aufwachen wurden die Tiere auf der elektrischen Wärmematte belassen bis Stell-, Lid- und Fußrückziehreflex wiedererlangt wurden, um zusätzliche Temperaturverluste zu vermeiden. Wache Tiere wurden in ihren Käfig zurückgesetzt.

3.2.7 Verwendete Wärmequellen

Zum Wärmen während der Narkose wurde eine elektrische Wärmematte der Firma Horn, Gottmadingen, verwendet, die eine Steuereinheit besitzt (Typ 135-111-0074-OA), mit der feste Temperaturen eingestellt werden können (Abb. 5). Dieses Gerät besitzt einen Messfühler mit einer Messgenauigkeit von 0,5 K +/- 0,5 %.

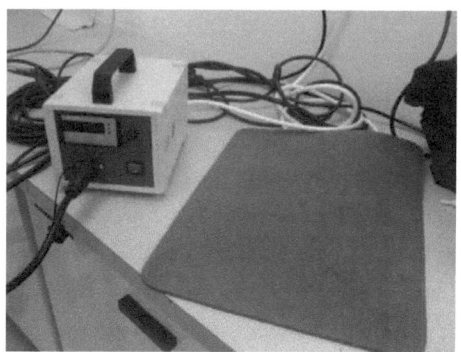

Abbildung 5: Wärmematte Firma Horn, Gottmadingen, mit Steuergerät Typ 135-111-0074-OA.

Zum Wärmen des Käfigs wurde eine Wärmeplatte Typ 13501 der Firma Medax GmbH & Co. KG, Kiel, verwendet (Abb. 6). Diese besitzt eine elektronische Temperaturregelung mit einer Regelgenauigkeit von < 1 °C.

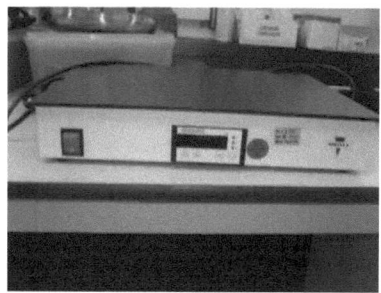

Abbildung 6: Wärmeplatte Typ 13501, Firma Medax, GmbH & Co. KG, Kiel.

3.2.8 Statistische Auswertung

Bei der statistischen Auswertung der Gruppen diente T_0 als Baseline. Die Zeitunterschiede ($T_0 - T_{30}$) in den Subgruppen wurden für die Raumtemperatur adjustiert und anhand der adjustierten Bonferroni-Korrektur für multiples Testen ausgewertet.

Unter der Bonferroni-Korrektur versteht man, dass bei der Durchführung mehrerer statistischer Signifikanztests mit den gleichen Daten eine Korrektur der Signifikanzauswertung nach Bonferroni eingesetzt wird, durch die es einem einzelnen Test erschwert wird, statistisch signifikant zu sein. Diese Korrektur wird durchgeführt, indem das α-Niveau (0,05) durch die durchgeführten Tests dividiert wird. Da in dieser Arbeit 3 Tests im Rahmen der statistischen Auswertung durchgeführt wurden, ergibt sich ein Bonferroni-korrigiertes Signifikanzniveau für folgende Korrelation: 0,05/3 = 0,0167 (ein p-Wert (Irrtumswahrscheinlichkeit) von 0,05 = 5 % (Signifikanzniveau α) wird üblicherweise als „Grenzwert" für das Fehlerniveau akzeptiert). Somit ist jeder Test, der einen p-Wert < 0,0167 ergibt, statistisch signifikant.

3.3 Ergebnisse

3.3.1 Rektaltemperatur

Verlauf der Rektaltemperatur in allen Narkosegruppen und Wärmeregimen in der Gesamtübersicht von T_0–T_{30}

Tabelle 11: Übersicht über die Rektaltemperatur in den verschiedenen Narkosegruppen mit den verschiedenen Wärmeregimen über die Zeit (Mittelwerte).

	VW	WM	oW
Iso-Narkose			
T_0	37,76 °C	37,21 °C	36,16 °C
T_{30}	38,04 °C	36,29 °C	31,70 °C
T_0 zu T_{30}	+ 0,28 °C	- 0,92 °C	- 4,46 °C
MMF-Narkose			
T_0	37,48 °C	36,92 °C	35,71 °C
T_{30}	38,35 °C	37,12 °C	32,01 °C
T_0 zu T_{30}	+ 0,87 °C	+ 0,2 °C	- 3,7 °C
KX-Narkose			
T_0	36,52 °C	37,07 °C	34,50 °C
T_{30}	37,43 °C	38,05 °C	30,78 °C
T_0 zu T_{30}	+ 0,91 °C	+ 0,98 °C	- 3,72 °C

Bei den Tieren unter Iso-Narkose war mit der Wärmemethode VW ein Anstieg der Rektaltemperatur zu beobachten und bei den Tieren mit den Methoden WM und oW war ein Abfall der Rektaltemperatur zu beobachten. Dieser fiel bei der Versuchsgruppe oW weitaus drastischer aus.

Unter MMF-Narkose war bei den Tieren mit den Wärmemethoden VW und WM ein Anstieg der Rektaltemperatur zu verzeichnen, der sich mit der Wärmemethode VW deutlicher auswirkte. In der Versuchsgruppe oW kam es zu einem Abfall der Rektaltemperatur.

Mit KX-Narkose kam es bei Tieren, die den Wärmemethoden VW und WM ausgesetzt waren, zu einem Anstieg der Rektaltemperatur. Dieser fiel mit der Wärmemethode WM geringgradig höher aus. Bei der Versuchsgruppe oW kam es zu einem Abfall der Rektaltemperatur.

Insgesamt stieg die Rektaltemperatur bei allen 3 Narkosegruppen mit der Wärmemethode VW geringgradig an. Am stärksten war dies bei der KX-Narkose ausgeprägt, am schwächsten bei der Iso-Narkose. Unter Einsatz der Wärmemethode WM konnte bei den Injektionsnarkosen MMF und KX die Rektaltemperatur leicht angehoben worden (deutlicher bei der KX-Narkose), während es bei der Iso-Narkose zu einem leichten Temperaturabfall kam. Ohne Wärmen kam es bei allen 3 Narkosegruppen zu einem deutlichen Abfall der Rektaltemperatur. Dieser war am stärksten bei der Iso-Narkose ausgeprägt, während die MMF- und KX-Narkose ähnliche Temperaturverluste aufwiesen.

Besondere Bemerkungen

Bei der KX-Narkose kam es unter Anwendung der Wärmemethode WM zu einem Todesfall nach der Aufwachphase. Die durchschnittliche Rektaltemperatur dieses Tieres lag bei 38,25 °C, die durchschnittliche Oberflächentemperatur betrug 35,1 °C und die durchschnittliche Atemfrequenz war 133 Atemzüge/Minute. Kurz nach dem Aufwachen (Aufwachzeit 4 Minuten) zeigten sich Störungen in der Atmung bis hin zu Schnappatmung und vermuteten Rhythmusstörungen. Der Verdacht basiert auf einem äußerlich sichtbaren ungleichmäßigem Herzschlag. Eine Reanimation war ohne Erfolg.

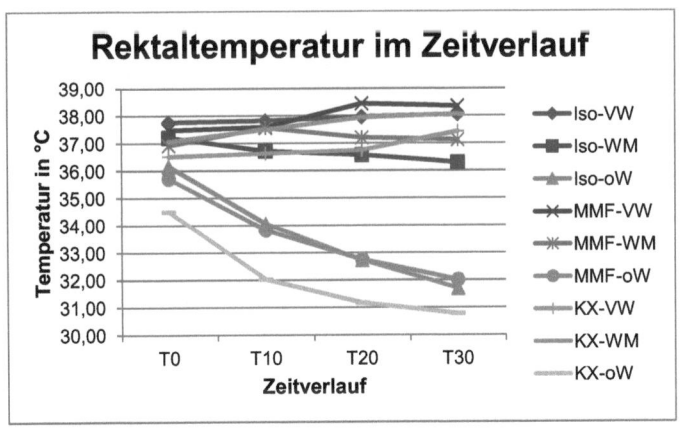

Abbildung 7: Grafische Darstellung des Verlaufs der Rektaltemperatur.

Auswertung der einzelnen Subgruppen Iso/MMF/KX mit VW/WM/oW, wobei jeweils jeder Messzeitpunkt (T_{10}, T_{20} und T_{30}) zu T_0 unter Anwendung der Bonferroni-Korrektur ausgewertet wird

Tabelle 12: Übersicht der Temperaturunterschiede zur Baseline T_0 bei allen 3 Narkosegruppen unter Anwendung aller 3 Wärmeregime.
s.s. = statistisch signifikant, n.s.= nicht statistisch signifikant

VW und Iso	Mittelwert in °C	Standardfehler	p-Wert
T_{10}	0,03	0,08	0,703 (n.s.)
T_{20}	0,17	0,09	0,057 (n.s.)
T_{30}	0,24	0,09	0,014 (s.s.)
VW und MMF			
T_{10}	0,10	0,11	0,340 (n.s.)
T_{20}	0,95	0,10	0,000 (s.s.)
T_{30}	0,85	0,11	0,000 (s.s.)
VW und KX			
T_{10}	0,23	0,16	0,166 (n.s.)
T_{20}	0,50	0,25	0,054 (n.s.)
T_{30}	1,38	0,35	0,000 (s.s.)
WM und Iso			
T_{10}	- 0,50	0,13	0,000 (s.s.)
T_{20}	- 0,64	0,17	0,000 (s.s.)
T_{30}	- 0,92	0,20	0,000 (s.s.)
WM und MMF			
T_{10}	0,73	0,18	0,000 (s.s.)
T_{20}	0,32	0,21	0,123 (n.s.)
T_{30}	0,50	0,24	0,039 (n.s.)
WM und KX			
T_{10}	0,55	0,13	0,000 (s.s.)
T_{20}	0,98	0,16	0,000 (s.s.)
T_{30}	1,07	0,18	0,000 (s.s.)
oW und Iso			
T_{10}	- 2,14	0,09	0,000 (s.s.)
T_{20}	- 3,48	0,12	0,000 (s.s.)
T_{30}	- 4,50	0,13	0,000 (s.s.)
oW und MMF			
T_{10}	- 1,98	0,14	0,000 (s.s.)
T_{20}	- 3,07	0,17	0,000 (s.s.)
T_{30}	- 3,86	0,20	0,000 (s.s.)
oW und KX			
T_{10}	- 3,76	0,21	0,000 (s.s.)
T_{20}	- 3,96	0,14	0,000 (s.s.)
T_{30}	- 4,58	0,16	0,000 (s.s.)

Unter Anwendung der Wärmemethode VW kann im Zeitvergleich bei der Iso- und KX-Narkose ein statistisch signifikanter Temperaturunterschied zwischen T_0 und T_{30}

beobachtet werden, während bei der MMF-Narkose statistisch signifikante Temperaturunterschiede zu den Zeitpunkten T_{20} und T_{30} zu T_0 auftreten.

Eine Narkose mit der Wärmemethode WM führt bei der Iso- und der KX-Narkose zu statistisch signifikanten Unterschieden zwischen der Rektaltemperatur im Zeitvergleich von T_0 bis zu T_{30} und zwar zu allen Messzeitpunkten (T_{10}, T_{20} und T_{30}), während bei der MMF-Narkose nur der Temperaturunterschied zwischen Zeitpunkt T_0 und T_{10} statistisch signifikant ist.

Bei allen 3 Narkosegruppen war die Temperaturdifferenz ohne Wärmen zwischen den einzelnen Messzeitpunkten $T_{10} - T_{30}$ zu T_0 statistisch signifikant.

Zusammenfassend kann man sagen, dass bei Einsatz des Vorwärmens statistisch signifikante Temperaturunterschiede bei der Iso- und KX-Narkose erst zum Zeitpunkt T_{30} und bei der MMF-Narkose aber schon zum Zeitpunkt T_{20} sowie T_{30} feststellbar sind. Somit scheint das Vorwärmen einen stärkeren Effekt auf die MMF-Narkose zu haben, da sich hier frühzeitiger signifikante Unterschiede zur Baseline beobachten lassen.

Unter Verwendung der Wärmematte war bei der Iso- und der KX-Narkose zu allen Messzeitpunkten ein signifikanter Effekt (Unterschied zu T_0) feststellbar, während dies bei der MMF-Narkose nur zum Messzeitpunkt T_{10} der Fall war. Somit kann man hier vermuten, dass die Temperatur unter Iso- und KX-Narkose über die gesamte Narkosedauer durch die Wärmematte signifikant beeinflusst wird, während dies bei der MMF-Narkose nur nach den ersten 10 Minuten in Narkose nachzuweisen ist. Ohne Wärmen ist bei allen 3 Narkosen zu allen 3 Messzeitpunkten ein signifikanter Einfluss auf die Rektaltemperatur zu verzeichnen.

Vergleich der Rektaltemperatur der Narkosegruppen KX und MMF unter Anwendung aller Wärmeregimen zu jedem Messzeitpunkt, adjustiert für die Raumtemperatur (Bonferroni-Korrektur)

Diese beiden Gruppen wurden zusätzlich verglichen, da sie sich in ihrem Verlauf fast linear verhielten und so nur geringe Unterschiede zu vermuten waren.

Tabelle 13: Übersicht aller Temperaturvergleiche zur Baseline T_0 bei Gegenüberstellung der KX- und der MMF-Narkose unter Verwendung aller 3 Wärmeregime.
s.s. = statistisch signifikant, n.s.= nicht statistisch signifikant

VW	Mittelwert in °C	Standardfehler	p-Wert
T_{10}	0,08	0,11	0,460 (n.s.)
T_{20}	0,46	0,10	0,000 (s.s.)
T_{30}	0,65	0,11	0,000 (s.s.)
WM			
T_{10}	0,20	0,13	0,121 (n.s.)
T_{20}	0,15	0,13	0,243 (n.s.)
T_{30}	0,14	0,13	0,293 (n.s.)
oW			
T_{10}	- 2,05	0,10	0,000 (s.s.)
T_{20}	- 3,18	0,10	0,000 (s.s.)
T_{30}	- 3,90	0,10	0,000 (s.s.)

Bei der Wärmemethode VW ist die Temperaturdifferenz zwischen der KX-Narkose und der MMF-Narkose zum Zeitpunkt T_{20} und T_{30} statistisch signifikant. Im Fall der Wärmemethode WM liegt bei der Temperaturdifferenz zwischen der KX-Narkose und der MMF-Narkose zu keinem Zeitpunkt eine statistische Signifikanz vor. Ohne Wärmen ist die Temperaturdifferenz zwischen der KX- und der MMF-Narkose zu jedem Messzeitpunkt signifikant.

Hieraus kann man schließen, dass die Rektaltemperaturen unter KX- und MMF-Narkose durch die Methode oW zu jedem Zeitpunkt effektiv beeinflusst werden, während unter Einsatz von VW nur zu den Messzeitpunkten T_{20} und T_{30} ein signifikanter Unterschied in der Auswirkung der Wärmemethode auf die Temperatur vorliegt.

Rektaltemperatur innerhalb der Narkosegruppen bei Anwendung der Wärmemethoden VW und WM adjustiert für die Raumtemperatur

Tabelle 14: Übersicht über alle Temperaturunterschiede zur Baseline T_0 beim Vergleich der Wärmemethoden VW und WM bei allen 3 Narkosegruppen.
s.s. = statistisch signifikant, n.s.= nicht statistisch signifikant

Iso	Mittelwert in °C	Standardfehler	p-Wert
T_{10}	- 0,62	0,15	0,000 (s.s.)
T_{20}	- 1,11	0,14	0,000 (s.s.)
T_{30}	- 1,52	0,14	0,000 (s.s.)
MMF			
T_{10}	- 0,27	0,17	0,124 (n.s.)
T_{20}	- 0,48	0,17	0,005 (s.s.)
T_{30}	- 0,79	0,17	0,000 (s.s.)
KX			
T_{10}	- 0,46	0,19	0,017 (n.s.)
T_{20}	- 0,70	0,19	0,000 (s.s.)
T_{30}	- 0,64	0,19	0,001 (s.s.)

Im Fall der Iso-Narkose ist die Temperaturdifferenz, die zwischen den Wärmemethoden VW und WM erreicht wurde, zu allen Zeitpunkten statistisch signifikant.

Unter MMF-Narkose zeigt die Temperaturdifferenz zwischen der Wärmemethode VW und WM zu den Zeitpunkten T_{20} und T_{30} statistische Signifikanz. Dies ist auch bei der KX-Narkose der Fall. Hieraus kann man schließen, dass die Rektaltemperatur von Tieren in Iso-Narkose deutlich unterschiedlich auf den Einsatz der Wärmemethoden VW und WM reagiert. Dies geschieht über den gesamten Zeitraum der Narkose, während bei der MMF- und der KX-Narkose erst zu den Zeitpunkten T_{20} und T_{30} signifikante Unterschiede des Einflusses dieser Wärmemethoden zu beobachten sind.

3.3.2 Oberflächentemperatur

Verlauf der Oberflächentemperatur in allen Narkosegruppen und Wärmeregimen in der Gesamtübersicht von T_0–T_{30}

Tabelle 15: Übersicht über die Oberflächentemperatur im Verlauf bei allen 3 Narkosegruppen unter Anwendung aller 3 Wärmeregime (Mittelwert).

	VW	WM	oW
Iso-Narkose			
T_0	35,52 °C	34,36 °C	32,68 °C
T_{30}	35,79 °C	33,48 °C	29,71 °C
T_0 zu T_{30}	+ 0,27 °C	- 0,88 °C	- 2,97 °C
MMF-Narkose			
T_0	36,16 °C	35,61 °C	33,62 °C
T_{30}	37,04 °C	35,49 °C	30,81 °C
T_0 zu T_{30}	+ 0,88 °C	- 0,12 °C	- 2,81 °C
KX-Narkose			
T_0	34,61 °C	35,52 °C	33,34 °C
T_{30}	34,80 °C	36,01 °C	30,05 °C
T_0 zu T_{30}	+ 0,19 °C	+ 0,49 °C	- 3,29 °C

Insgesamt lässt sich beobachten, dass unter Einsatz der Wärmemethode VW bei allen 3 Narkoseregimen ein leichter Anstieg der Oberflächentemperatur vorlag, der am stärksten bei MMF-Narkose und am schwächsten bei KX-Narkose ausgeprägt war. Mit der Wärmemethode WM kam es bei Iso- und MMF-Narkose zu einem Abfall an Oberflächentemperatur (stärker ausgeprägt bei Iso-Narkose), während bei KX-Narkose ein leichter Temperaturanstieg zu verzeichnen war. Bei allen 3 Narkosen kam es ohne Wärmen zu einem starken Temperaturabfall (am stärksten ausgeprägt bei KX-Narkose, am geringsten bei MMF-Narkose).

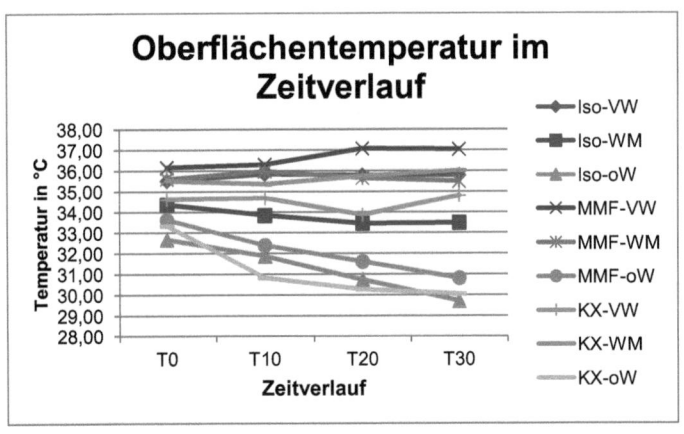

Abbildung 8: Grafische Darstellung des Verlaufs der Oberflächentemperatur.

Auswertung der einzelnen Subgruppen Iso/MMF/KX mit VW/WM/oW, wobei jeweils jeder Messzeitpunkt (T_{10}, T_{20} und T_{30}) zu T_0 unter Anwendung der Bonferroni-Korrektur ausgewertet wird

Tabelle 16: Übersicht über die Temperaturunterschiede der Oberfläche zur Baseline T_0 bei allen 3 Narkosegruppen unter Anwendung aller 3 Wärmeregime.
s.s. = statistisch signifikant, n.s.= nicht statistisch signifikant

VW und Iso	Mittelwert in °C	Standardfehler	p-Wert
T_{10}	0,29	0,12	0,023 (n.s.)
T_{20}	0,24	0,15	0,112 (n.s.)
T_{30}	0,23	0,17	0,162 (n.s.)
VW und MMF			
T_{10}	0,13	0,19	0,519 (n.s.)
T_{20}	0,88	0,14	0,000 (s.s.)
T_{30}	0,84	0,18	0,000 (s.s.)
VW und KX			
T_{10}	0,41	0,23	0,085 (n.s.)
T_{20}	0,12	0,33	0,725 (n.s.)
T_{30}	1,64	0,43	0,000 (s.s.)
WM und Iso			
T_{10}	- 0,46	0,17	0,009 (s.s.)
T_{20}	- 0,96	0,23	0,000 (s.s.)
T_{30}	- 0,87	0,26	0,002 (s.s.)
WM und MMF			
T_{10}	0,50	0,12	0,000 (s.s.)

T_{20}	0,11	0,14	0,446 (n.s.)
T_{30}	0,34	0,16	0,034 (n.s.)
WM und KX			
T_{10}	- 0,34	0,14	0,020 (n.s.)
T_{20}	0,07	0,17	0,691 (n.s.)
T_{30}	0,37	0,19	0,055 (n.s.)
oW und Iso			
T_{10}	- 0,91	0,16	0,000 (s.s.)
T_{20}	- 2,06	0,15	0,000 (s.s.)
T_{30}	- 3,08	0,15	0,000 (s.s.)
oW und MMF			
T_{10}	- 1,35	0,17	0,000 (s.s.)
T_{20}	- 2,12	0,21	0,000 (s.s.)
T_{30}	- 3,00	0,24	0,000 (s.s.)
oW und KX			
T_{10}	- 3,18	0,21	0,000 (s.s.)
T_{20}	- 3,40	0,15	0,000 (s.s.)
T_{30}	- 3,73	0,18	0,000 (s.s.)

Unter Einsatz der Wärmemethode VW war innerhalb der Narkosegruppe Iso keine statistische Signifikanz beim Vergleich der einzelnen Messzeitpunkte zur Baseline T_0 festzustellen. Bei MMF-Narkose war der Unterschied zwischen T_{20} und T_{30} zu T_0 und bei KX-Narkose der Unterschied zwischen T_{30} und T_0 statistisch signifikant.

Mit der Wärmemethode WM war bei der KX-Narkose zu keinem der Messzeitpunkte ein signifikanter Unterschied zu T_0 zu beobachten, während unter Iso-Narkose zu jedem Messzeitpunkt ein signifikanter Unterschied zu T_0 und unter MMF-Narkose ein signifikanter Unterschied zum Messzeitpunkt T_{10} bestand.

Ohne Wärmen bestand bei allen 3 Narkosen zu allen 3 Messzeitpunkten verglichen mit der Baseline T_0 ein statistisch signifikanter Unterschied.

Vergleich der Oberflächentemperatur der Narkosegruppen KX und MMF aller 3 Wärmeregime zu jedem Messzeitpunkt, adjustiert für die Raumtemperatur (Bonferroni-Korrektur)

Tabelle 17: Übersicht über den Temperaturunterschied zu T_0 beim Vergleich der Narkosegruppen KX und MMF unter Anwendung aller 3 Wärmeregime.
s.s. = statistisch signifikant, n.s.= nicht statistisch signifikant

VW	Mittelwert in °C	Standardfehler	p-Wert
T_{10}	0,19	0,14	0,168 (n.s.)
T_{20}	0,21	0,14	0,119 (n.s.)

T_{30}	0,52	0,14	0,000 (s.s.)
WM			
T_{10}	- 0,08	0,13	0,524 (n.s.)
T_{20}	- 0,27	0,12	0,030 (n.s.)
T_{30}	- 0,03	0,13	0,823 (n.s.)
oW			
T_{10}	- 1,45	0,13	0,000 (s.s.)
T_{20}	- 2,30	0,13	0,000 (s.s.)
T_{30}	- 3,00	0,13	0,000 (s.s.)

Beim Vergleich der Narkosegruppen KX und MMF in allen 3 eingesetzten Wärmeregimen über die Zeit jeweils verglichen mit dem Baselinewert T_0 waren unter Einsatz der Wärmemethode VW zum einen statistisch signifikante Temperaturunterschiede zum Zeitpunkt T_{30} zu beobachten. Unter Einsatz der Wärmemethode oW waren zudem zu allen Messzeitpunkten signifikante Temperaturunterschiede zur Baseline festzustellen, während mit der Wärmemethode WM keine statistischen Unterschiede vorlagen. Sowohl Tiere mit KX- als auch mit MMF-Narkose werden zu allen Messzeitpunkten signifikant durch die Methode oW beeinflusst.

Oberflächentemperatur innerhalb der Narkosegruppen bei Anwendung der Wärmemethoden VW und WM adjustiert für die Raumtemperatur

Tabelle 18: Übersicht über den Temperaturunterschied zu T_0 beim Vergleich der Wärmemethoden VW und WM in allen 3 Narkosegruppen.
s.s. = statistisch signifikant, n.s.= nicht statistisch signifikant

Iso	Mittelwert in °C	Standardfehler	p-Wert
T_{10}	- 0,29	0,13	0,027 (n.s.)
T_{20}	- 0,85	0,13	0,000 (s.s.)
T_{30}	- 1,18	0,13	0,000 (s.s.)
MMF			
T_{10}	- 0,13	0,15	0,375 (n.s.)
T_{20}	- 0,23	0,14	0,108 (n.s.)
T_{30}	- 0,51	0,15	0,001 (s.s.)
KX			
T_{10}	- 0,76	0,16	0,000 (s.s.)
T_{20}	- 1,14	0,15	0,000 (s.s.)
T_{30}	- 0,76	0,16	0,000 (s.s.)

Bei der Betrachtung der Wärmeregime VW und WM in allen 3 Narkosegruppen über die Zeit verglichen zur Baseline lagen bei der Iso-Gruppe statistisch signifikante

Temperaturunterschiede zum Zeitpunkt T_{20} und T_{30}, bei der MMF-Narkose zum Zeitpunkt T_{30} und bei der KX-Narkose zu allen 3 Messzeitpunkten (T_{10}–T_{30}) vor.

Die Wahl der Wärmemethode VW vs. WM scheint sich bei Tieren mit KX-Narkose weit deutlicher auszuwirken, als bei Tieren mit Iso-Narkose und noch weniger bei Tieren mit MMF-Narkose.

3.3.3 Raumtemperatur

Verlauf der Raumtemperatur in allen Narkosegruppen und Wärmeregimen in der Gesamtübersicht von T_0–T_{30}

Da die Narkosen in einem nicht klimatisierten Raum stattfanden, unterlag die Raumtemperatur äußeren Einflüssen und war nicht für alle Gruppen gleich.

Tabelle 19: Übersicht über die Raumtemperatur im Zeitverlauf (Mittelwerte).

	VW	WM	oW
Iso-Narkose			
T_0	26,29 °C	25,70 °C	22,44 °C
T_{30}	26,00 °C	25,74 °C	22,11 °C
T_0 zu T_{30}	- 0,29 °C	- 0,04 °C	- 0,33 °C
MMF-Narkose			
T_0	27,68 °C	28,50 °C	26,58 °C
T_{30}	28,03 °C	29,55 °C	26,80 °C
T_0 zu T_{30}	+ 0,35 °C	+ 1,05 °C	+ 0,22 °C
KX-Narkose			
T_0	24,40 °C	26,78 °C	24,45 °C
T_{30}	24,50 °C	26,53 °C	24,25 °C
T_0 zu T_{30}	+ 0,10 °C	- 0,25 °C	- 0,20 °C

Durch die äußerlichen Schwankungen sind die Veränderungen der Raumtemperatur über die Zeit unterschiedlich. Eine Übersicht über die mögliche Beeinflussung von Oberflächentemperatur und Rektaltemperatur durch die Raumtemperatur ist in Tabelle 20 angestrebt. Insgesamt kam es bei der Raumtemperatur über die Zeit zu keinen großen Schwankungen, allein die Ausgangstemperaturen waren für die jeweiligen Gruppen sehr unterschiedlich, da keine Klimatisierung des Raumes vorlag.

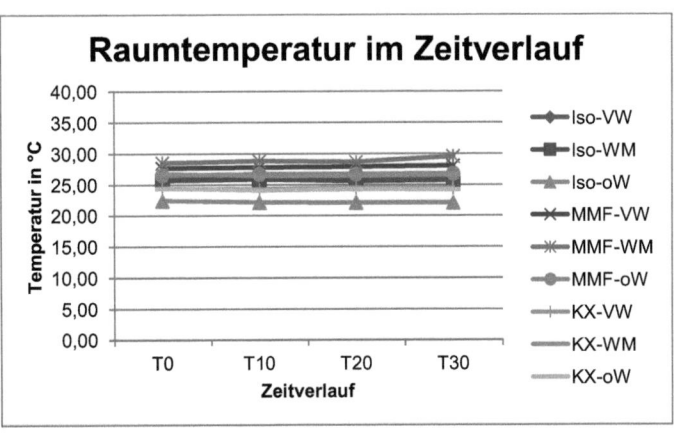

Abbildung 9: Grafische Darstellung des Verlaufs der Raumtemperatur.

Einfluss der Raumtemperatur auf Rektal- und Oberflächentemperatur:

Tabelle 20: Übersicht über die Entwicklung der Rektal-, Oberflächen- und Raumtemperatur von T_0–T_{30}.
RT = Rektaltemperatur, RaT = Raumtemperatur, OT = Oberflächentemperatur, Iso = Isofluran, MMF = Medetomidin-Midazolam-Fentanyl, KX = Ketamin-Xylazin, VW = Vorwärmen, WM = Wärmematte, oW = ohne Wärmen

Iso-VW	T_0	T_{30}	Iso-WM	T_0	T_{30}	Iso-oW	T_0	T_{30}
RT	37,76 °C	38,04 °C		37,21 °C	36,29 °C		36,16 °C	31,70 °C
OT	35,52 °C	35,79 °C		34,36 °C	33,48 °C		32,68 °C	29,71 °C
RaT	26,29 °C	26,0 °C		25,7 °C	25,74 °C		22,44 °C	22,11 °C
MMF-VW	T_0	T_{30}	**MMF-WM**	T_0	T_{30}	**MMF-oW**	T_0	T_{30}
RT	37,48 °C	38,35 °C		36,92 °C	37,12 °C		35,71 °C	32,01 °C
OT	36,16 °C	37,04 °C		35,61 °C	35,49 °C		33,62 °C	30,81 °C
RaT	27,68 °C	28,03 °C		28,5 °C	29,55 °C		26,58 °C	26,8 °C
KX-VW	T_0	T_{30}	**KX-WM**	T_0	T_{30}	**KX-oW**	T_0	T_{30}
RT	36,52 °C	37,43 °C		37,07 °C	38,05 °C		34,50 °C	30,78 °C
OT	34,61 °C	34,80 °C		35,52 °C	36,01 °C		33,34 °C	30,05 °C

RaT	24,40 °C	24,50 °C		26,78 °C	26,53 °C		24,45 °C	24,25 °C

T-abfall

T-anstieg

Bei der Iso-Narkose fällt auf, dass unter Vorwärmen die Rektal- und Oberflächentemperatur ansteigen, obwohl die Raumtemperatur abfällt. Mit Wärmematte ist zu beobachten, dass die Rektal- und Oberflächentemperatur abfallen, obwohl die Raumtemperatur ansteigt.

Im Fall der MMF-Narkose lässt sich feststellen, dass unter Einsatz der Wärmematte die Oberflächentemperatur abfällt, obwohl die Raumtemperatur ansteigt. Auffällig ist auch, dass ohne Wärmen trotz eines Anstiegs der Raumtemperatur ein drastischer Abfall von Rektal- und Oberflächentemperatur zu verzeichnen ist.

Tiere mit KX-Narkose wiesen mit der Wärmemethode Wärmematte trotz eines Abfalls der Raumtemperatur einen Anstieg der Rektal- und Oberflächentemperatur auf.

3.3.4 Mattentemperatur

Die Matte (elektrische Wärmematte, Fa. Horn, Gottmadingen) war auf 38 °C eingestellt. Im Schnitt lag die durchschnittliche Temperatur, die mit der Oberflächensonde auf der Wärmematte gemessen wurde, allerdings bei 39,37 °C. Somit lag der gemessene Wert um durchschnittlich 1,37 °C über dem eingestellten Wert.

3.3.5 Erreichte Käfiginnentemperatur

Die tatsächliche Temperatur im Käfig beim Vorwärmen auf der Wärmeplatte (Medax, Fa. Medax GmbH & Co.KG, Kiel) lag im Schnitt bei 25,63 °C. Hierbei war die Platte auf 38,0 °C eingestellt.

3.3.6 Aufwachzeit

Nach Ausleiten der jeweiligen Narkose wurde die Zeit notiert, die die Tiere benötigten, um die kontrollierten Reflexe wiederzuerlangen. Dies bedeutet für die Iso-Narkose eine Messung der Zeit ab Beenden der Gaszufuhr bis zum Wiedererlangen von Stell-, Fußrückzieh- und Lidreflex. Für die beiden Injektionsnarkosen MMF und KX wurde die Aufwachzeit von der Injektion der Antagonisten an bis zum Wiedererlangen der oben genannten Reflexe gemessen.

Tabelle 21: Übersicht über die Aufwachzeit bei Iso-, MMF- und KX-Narkose unter Anwendung 3 verschiedener Wärmeregime (Mittelwert und Standardabweichung).

	VW	WM	oW
Iso	1,85+/-0,15	2,90+/-2,10	19,50+/-5,50
MMF	2,40+/-1,60	3,30+/-1,70	19,00+/-1,00
KX	3,50+/-1,50	3,80+/-1,20	40,25+/-4,75

Aus diesen Beobachtungen lässt sich deutlich sehen, dass ein Auskühlen (oW) zu deutlich verlängerten Aufwachzeiten führt und zwar bei jeder Narkose. Ein Vorwärmen kann die Aufwachzeit reduzieren. Am deutlichsten konnte das bei der Iso-Narkose beobachtet werden. Selbst mit Vorwärmen waren bei der KX-Narkose die längsten Aufwachzeiten zu verzeichnen.

3.3.7 Atemfrequenz

Tabelle 22: Übersicht über die durchschnittliche Atemfrequenz pro Minute (Mittelwerte) über die gesamte Narkosezeit.

	VW	WM	oW
Iso	114,4	72,4	40,5
MMF	178,2	158,5	112,6
KX	129,2	170,8	114,0

Eine Narkose ohne Wärmen führt offensichtlich zu einer Reduktion der Atemfrequenz und zwar unabhängig von der verwendeten Narkose. Tiere mit Vorwärmen haben im Fall der Iso- und MMF-Narkose höhere Atemfrequenzen als beim Einsatz der Wärmematte. Im Fall der KX-Narkose war die höchste Atemfrequenz unter Verwendung der Wärmematte zu beobachten.

4 Diskussion

4.1 Einfluss der Wärmemethoden auf die Rektal- und die Oberflächentemperatur

Rektal- und Oberflächentemperatur bei Iso-, MMF- und KX-Narkose mit Vorwärmen

Bezüglich der Rektaltemperatur kommt es durch die Wärmemethode VW bei keiner der 3 Narkosegruppen zu Temperaturabfällen. Dies spiegelt die bereits in der Literatur beschriebene Beobachtung wider, dass durch ein Vorwärmen über die Haut einer Hypothermie vorgebeugt werden kann (Bräuer et al. 2006; Carli und MacDonald 1996; Vanni et al. 2003). Selbst kurzes Vorwärmen kann die Temperatur des peripheren Gewebes signifikant erhöhen. Dadurch wird der Temperaturgradient vom Körperkern zur Peripherie minimiert und die Kerntemperatur kann in ihrem normalen Bereich gehalten werden (Kiekkas und Karga 2005). Auch Insler und Sessler (2006) beschreiben, dass ein Vorwärmen der Patienten über die Haut die Redistributionshypothermie reduzieren kann. Insler und Sessler (2006) sowie Leslie und Sessler (2003) bestätigen, dass Vorwärmen die effektivste Methode darstellt, um eine Hypothermie zu verhindern.

Die Wärmemethode VW zeigt bei der Gruppe MMF-VW schon ab Zeitpunkt T_{20} statistisch signifikante Temperaturdifferenzen zur Baseline, bei den Gruppen Iso-VW und KX-VW erst ab Zeitpunkt T_{30}. Insgesamt zeigte sich bei der Gruppe Iso-VW ein Temperaturanstieg um 0,28 °C, bei der Gruppe MMF-VW um 0,07 °C und bei der Gruppe KX-VW um 0,91 °C. Diese Erwärmung liegt allerdings deutlich < 1 °C und ist daher als ungefährlich einzustufen, da es bei den Mäusen auch tageszeitlich zu Temperaturschwankungen um 1 °C kommen kann (Cinelli et al. 2011).

Auch im Fall der Oberflächentemperatur konnte durch Vorwärmen bei allen Narkosegruppen ein Verlust an Oberflächentemperatur vermieden werden. Es kommt sogar zu einer leichten Steigerung der Oberflächentemperatur, die bei der Gruppe MMF-VW am höchsten und bei der Gruppe KX-VW am niedrigsten ausfällt. Unter Einsatz der Wärmemethode VW zeigte sich bei der Gruppe MMF-VW eine statistisch signifikante Temperaturdifferenz zu den Zeitpunkten T_{10}–T_{30}, die Gruppe Iso-VW wies keine statistisch signifikanten Temperaturdifferenzen auf und die Gruppe KX-VW nur zu T_{30}. Insgesamt zeigt die Gruppe Iso-VW einen Temperaturanstieg von 0,27 °C, die Gruppe MMF-VW von 0,88 °C und die Gruppe KX-VW von 0,19 °C.

Der insgesamt größte Temperaturzugewinn der Rektaltemperatur bei KX-VW könnte damit zusammenhängen, dass unter dieser Injektionsnarkose offenbar der durch das Vorwärmen vorhandene Wärmepuffer am besten im Körper gehalten werden kann. Dies ist wohl auf die Wirkung des Ketamins zurückzuführen, das zu einer ausgeprägten Vasokonstriktion führen kann und bedingt, dass der Wärmeverlust durch Redistribution von Körperwärme vom Kern zur Peripherie vermieden wird (Ikeda et al. 2001; Lee et al. 2004). Der Grund für die statistisch signifikanten Unterschiede erst zum Zeitpunkt T_{30} könnte damit zusammenhängen, dass Ketamin seine stärkste Wirkung nach 10–15 Minuten erreicht und dann möglicherweise in seiner vasokonstriktorischen Wirkung nachlässt, so dass es in der Kombination mit Xylazin zu einer gewissen Xylazin bedingten Vasodilatation kommt, die ein Wärmen über die Wärmematte zulässt, so dass die Temperatur weiter gesteigert werden kann (Löscher et al. 2002).

Im Fall der Oberflächentemperatur kam es während der KX-Narkose insgesamt zur geringsten Erwärmung der Oberfläche der Tiere mit einem statistisch signifikanten Temperaturunterschied zur Baseline zu T_{30}. Dies könnte ebenfalls damit zusammenhängen, dass durch die Wirkung des Ketamins zunächst eine ausgeprägte Vasokonstriktion vorliegt (Ikeda et al. 2001; Lee et al. 2004). Diese führt dazu, dass Körperwärme im Körperkern gehalten wird, während die Peripherie auskühlen kann (Zentralisation). Über die vasokonstrierten Gefäße kann nur erschwert Wärme von außen zugeführt werden (Weyland et al. 1994), d.h. die Oberfläche ist demnach nur schwer zu erwärmen. Mit dem Nachlassen der Ketaminwirkung kann es im Laufe der Narkose zur einer Vasodilatation durch das Xylazin kommen (Löscher et al. 2002; Muir et al. 2000), wodurch dann ein Erwärmen der Peripherie wieder möglich ist. Dies spiegelt sich in T_{30} wider.

Isofluran führt mit fortschreitender Narkosetiefe zu einer progressiven Vasodilatation, die zum einen die Gefahr birgt, Wärme zu verlieren, aber auch die Chance bietet, von außen Wärme zuzuführen (Muir et al. 2000; Erhardt et al. 2002; Erhardt et al. 2004). Offensichtlich ist es durch den Einsatz des Vorwärmens möglich, einem Verlust an Rektaltemperatur durch die Vasodilatation vorzubeugen, da es nicht zur Hypothermie kommt. Zudem ist ein geringes Erwärmen der Tiere durch die Wirkung der elektrischen Wärmematte möglich, wobei sich erst gegen Ende der Narkose ein statistisch signifikanter Unterschied der Rektaltemperatur zur Baseline zeigt, was höchstwahrscheinlich auf die progressive Vasodilatation und damit auf die zunehmend bessere Wärmeaufnahmefähigkeit über die Blutgefäße zurückzuführen sein wird.

Auch die erhöhten Oberflächentemperaturen unter Iso-Narkose können im Zusammenhang mit der von Anfang an vorliegenden ausgeprägten Vasodilatation stehen (Muir et al. 2000), so dass externe Wärme über die Peripherie aufgenommen werden kann. Somit kommt es zur Erwärmung. Allerdings liegen im Rahmen einer Isoflurannarkose auch einige Faktoren vor, die zu einer zusätzlichen Auskühlung führen können, z.B. der kalte Gasstrom, der aus der Nasenkammer austritt, Wärme vom Tierkörper aufnimmt und dabei Kälte abgibt, so dass sich die Erwärmung unter Isoflurannarkose in einem geringen Rahmen bewegt und nicht zu statistischen Signifikanzen führt.

Unter einer MMF-Narkose kam es mit Vorwärmen nicht zu Verlusten der Rektaltemperatur, sondern zum Erwärmen der Tiere. Dies könnte zum einen auf die Wirkung des Medetomidins zurückzuführen sein, das zunächst zu einer peripheren Vasokonstriktion führt, die einen Temperaturverlust reduzieren kann (Seymour und Duke-Novakovski 2007; Muir et al. 2000; Löscher et al. 2002). Durch die später eintretende Vasodilatation (Löscher et al. 2002; Muir et al. 2000) könnte dann eine Wärmeaufnahme über die Blutgefäße zu einer leichten Erwärmung der Tiere führen. Auch durch die Wirkung des Midazolams wird eine Wärmeaufnahme über die Blutgefäße unterstützt, da es zu einer dosisabhängigen Vasodilatation führt (Colussi et al 2001). Ebenso führt auch das Fentanyl zu einer Vasodilatation (Schulte am Esch et al. 2007; Löscher et al. 2002). Dies kann weiterhin die Möglichkeit der Wärmeaufnahme über die elektrische Wärmematte unterstützen. Durch eine MMF-Narkose zeigen sich schon ab T_{20} statistisch signifikante Temperaturdifferenzen zur Baseline. Dies ist dadurch zu erklären, dass die Medetomidin bedingte Vasokonstriktion nur kurzzeitig ist und relativ bald alle Bestandteile dieser Kombinationsnarkose vasodilatatorisch wirken, womit Wärme der elektrischen Wärmematte über die Gefäße aufgenommen wird und von der Peripherie in den Kern gelangen kann.

Im Fall der Oberflächentemperatur kommen unter MMF-Narkose durch die Kombination verschiedener Wirkstoffe unterschiedliche Nebenwirkungen zum Tragen. Zum einen kommt es durch Medetomidin zunächst zu einer ausgeprägten Vasokonstriktion, die zu einer schockähnlichen Zentralisation führt (Seymour und Duke-Novakovski 2007). Somit kann Wärme effizient im Körper gehalten werden. Später folgt allerdings eine Vasodilatation (Löscher et al. 2002; Muir et al. 2000). Sowohl Midazolam als auch Fentanyl führen von vornherein zu einer Vasodilatation (Colussi et al. 2011; Löscher et al. 2002). Auf diese Weise ist es unter MMF-Narkose möglich, dem Körper über die

Peripherie Wärme zuzuführen. Die externe Wärmezufuhr führt über die Narkosezeit zu einer kontinuierlichen Erwärmung, die zu statistisch signifikanten Temperaturunterschieden zur Baseline führen.

Insgesamt bewegte sich die Erwärmung der Rektaltemperatur sowie der Oberfläche mit Methode VW bei allen Narkosen in einem Bereich < 1 °C und war noch nicht als gefährlich einzustufen.

Rektal- und Oberflächentemperatur bei Iso-, MMF- und KX-Narkose mit der Methode WM

Im Fall der Rektaltemperatur zeigte die Wärmemethode WM bei den Gruppen Iso-WM und KX-WM zu allen Messzeitpunkten statistisch signifikante Temperatur-differenzen zur Baseline, während dies bei der Gruppe MMF-WM nur zum Zeitpunkt T_{10} der Fall war. Insgesamt kam es bei dieser Wärmemethode bei der Gruppe Iso-WM zu einem Temperaturabfall von - 0,92 °C, während die Gruppen MMF-WM und KX-WM einen Temperaturanstieg und um 0,2 °C bzw. um 0,98 °C vorwiesen. Die beobachtete Erwärmung beträgt < 1 °C und ist daher auch hier als ungefährlich zu betrachten. Auch der Temperaturabfall unter Iso-Narkose beläuft sich < 1 °C und stellt somit lediglich eine milde Hypothermie dar.

Die Oberflächentemperatur entwickelte sich unter Einsatz der Wärmemethode WM unterschiedlich. So zeigten die Gruppen Iso-WM und MMF-WM einen Temperaturabfall, der bei der Gruppe Iso-WM stärker ausgeprägt war. Mit der Wärmemethode WM zeigten sich in der Gruppe Iso-WM statistisch signifikante Temperaturdifferenzen bei $T_{10}-T_{30}$, während dies bei der Gruppe MMF-WM nur zu T_{10} und bei der Gruppe KX-WM überhaupt nicht bestand. Insgesamt zeigte die Gruppe Iso-WM einen Temperaturabfall von - 0,88 °C und die Gruppe MMF-WM einen Temperaturabfall um - 0,12 °C, während die Gruppe KX-WM einen Temperatur-anstieg von 0,49 °C aufwies.

Der mit einer Iso-Narkose zu beobachtende Abfall der Rektaltemperatur bei alleiniger Anwendung der elektrischen Wärmematte kann mehrere Gründe haben. Zum einen fällt der durch das Vorwärmen gewonnene Wärmepuffer weg. Durch die Wirkung des Isoflurans wird eine Vasodilatation ausgelöst (Löscher et al. 2002), wodurch es zu Temperaturverlusten nach außen kommt, die sich nun stärker auswirken, da kein Wärmepuffer vorliegt. Die Aufnahme von Wärme über die elektrische Wärmematte reicht offenbar nicht aus, um diesen Verlust aufzufangen. Dies kann damit zusammenhängen, dass vielerlei Quellen für Temperaturverlust vorliegen. Nicht nur über das Blutgefäßsystem wird Wärme verloren, sondern auch über das Einatmen von kaltem Narkosegas (Bernthal 1999). Auch durch den Gasstrom in der Einleitungsbox ist schon von einer Auskühlung auszugehen, zudem schließt die Nasenkammer nicht komplett dicht ab, wodurch höchstwahrscheinlich auch kaltes Narkosegas über den Tierkörper strömt und zu Wärmeverlusten führt. Außerdem haben die Tiere nur mit dem Rücken Kontakt zur elektrischen Wärmematte und verlieren über das gesamte Abdomen Wärme an die Umgebung (Hjálmarsdóttir-Schmid 2005). Im Fall der Iso-Narkose liegen zu allen Messzeitpunkten statistisch signifikante Temperaturunterschiede zur Baseline vor, da es zu einem fortschreitenden Temperaturabfall durch die oben genannten Faktoren kommt, der nicht durch das eingesetzte Wärmeregime eingedämmt werden konnte.

Die Wärmematte konnte unter Iso-Narkose ein Auskühlen der Oberfläche nicht verhindern. Hierbei kommen höchstwahrscheinlich wieder verschiedene Faktoren zusammen, so zum einen die vasodilatatorische Wirkung des Isoflurans (Löscher et al. 2002; Muir et al. 2000), aber auch die Auswirkungen des kalten Luftstroms des Narkosegases und eine eventuell vorhandene unzureichende Kontaktfläche mit der Wärmematte durch das Lagern der Tiere in der Nasenkammer. Zudem fehlt die Wärme, die durch das Vorwärmen zugefügt wurde, als Puffer.

Bei der KX-Narkose kam es mit der elektrischen Wärmematte nicht zu Verlusten der Rektaltemperatur, sondern zu einem leichten Temperaturanstieg. Dies mag wieder auf die vasokonstriktorische Wirkung von Ketamin zurückzuführen zu sein, wodurch ein Temperaturverlust an die Umgebung eingeschränkt wird (Ikeda et al. 2001; Lee et al. 2004). Bei dieser Narkose zeigen sich zu allen Messzeitpunkten statistisch signifikante Temperaturunterschiede zur Baseline im Sinne einer leichten Erwärmung der Tiere. Dies könnte damit zusammenhängen, dass nach der Peak-Wirkung des Ketamins (Löscher et al. 2002), die es ermöglicht, in der ersten Hälfte der Narkose wenig Wärme nach außen zu verlieren, die vasodilatatorische Wirkung des Xylazins (Löscher et al. 2002) einsetzt. Hierdurch wird im weiteren Narkoseverlauf vermehrt die Wärme der elektrischen Wärmematte aufgenommen.

Bezüglich der Oberflächentemperatur scheint allein die KX-Narkose einer Auskühlung der Peripherie bei externer Wärmung durch eine Wärmematte entgegenzuwirken. Dies wird höchstwahrscheinlich auf die vasokonstriktorische Wirkung des Ketamins zurückzuführen sein, die Wärmeverluste über die Peripherie vermeiden kann (Ikeda et al. 2001; Lee et al. 2004).

Im Fall der MMF-Narkose kommt es nicht zu einem Abfall der Rektaltemperatur, aber im Vergleich zur KX-Narkose nur zu einer geringfügigen Erwärmung. Die Tatsache, dass auch bei MMF ohne Vorwärmen keine Hypothermie auftritt, könnte auf die anfänglich vasokonstriktorische Wirkung des Medetomidins zurückzuführen sein (Löscher et al. 2002; Muir et al. 2000), die es dem Körper zu Beginn ermöglicht, die Wärme im Körper zu halten. Da alle weiteren Bestandteile dieser Kombinationsnarkose und im weiteren Verlauf auch das Medetomidin eine vasodilatatorische Wirkung besitzen (Löscher et al. 2002; Muir et al. 2000), scheint im Narkoseverlauf ausreichend Wärme der elektrischen Wärmematte über die Blutgefäße aufgenommen zu werden, um eine Hypothermie zu verhindern.

Im Rahmen einer MMF-Narkose zeigten sich allein zu T_{10} statistisch signifikante Temperaturunterschiede zur Baseline. Dies spiegelt möglicherweise den Zeitpunkt wider, an dem die Wirkung des Medetomidins bei den meisten Tieren von der Vasokonstriktion in die Vasodilatation übergeht.

Unter MMF-Narkose kommt es beim Einsatz der Wärmematte zu einem Abfall der Oberflächentemperatur, der sich nach 10 Minuten in Narkose als signifikanter Unterschied zur Baseline widerspiegelt. Dies kann auch hier dadurch bedingt sein, dass der Wärmepuffer durch das Vorwärmen fehlt und sich nun der Temperaturverlust durch vasodilatatorische Wirkungen von Fentanyl und Midazolam sowie später auch durch Medetomidin stärker auswirkt (Löscher et al. 2002; Muir et al. 2000; Colussi et al. 2011). Nach 10 Minuten könnte der Wendepunkt eintreten, an dem die Wirkung des Medetomidin zur Vasodilatation umschlägt und ein weiteres Auskühlen der Peripherie begünstig (Löscher et al. 2002; Muir et al. 2000).

Rektal- und Oberflächentemperatur bei Iso-, MMF- und KX-Narkose ohne Wärmen

Ohne jegliches Wärmen kam es bei allen 3 Narkosegruppen zu signifikant verringerten Rektaltemperaturen. Der größte durchschnittliche Temperaturabfall konnte in Isoflurannarkose beobachtet werden, gefolgt von KX und MMF. Die Methode oW wirkt sich bei allen 3 Narkosen zu allen Messzeitpunkten (T_{10}– T_{30}) signifikant auf den Unterschied zur Baseline (T_0) aus.

Auch bei der Oberflächentemperatur zeigten alle Narkosegruppen einen deutlichen Abfall. Dabei war der durchschnittliche Temperaturverlust bei der Gruppe KX-oW am stärksten ausgeprägt und bei der Gruppe MMF-oW am schwächsten. Unter oW sind die Temperaturdifferenzen bei allen 3 Narkosen zu allen Messzeitpunkten statistisch signifikant. Insgesamt wies die Gruppe Iso-oW einen Temperaturverlust von - 2,97 °C, die Gruppe MMF-oW von - 2,81 °C und die Gruppe KX-oW einen Abfall von - 3,29 °C auf. Dies zeigt deutlich, dass eine Narkose ohne externe Wärmequelle zwingend zu einem Abfall der Oberflächentemperatur führt.

Der im Vergleich zu den anderen Narkosen stärkste Abfall der Rektaltemperatur in Iso-Narkose ohne externe Wärmequelle ist möglicherweise nicht allein durch die Wirkung des Anästhetikums bedingt. Höchstwahrscheinlich kommen mehrere Faktoren zusammen, die dann die Gefahr einer Hypothermie potenzieren. Zum einen ist durch die Wirkung des Isoflurans von vornherein eine mit fortschreitender Narkosetiefe progressive Vasodilatation vorhanden (Muir et al. 2000; Erhardt et al. 2002; Erhardt et al. 2004), die zu einem Wärmeverlust nach außen führt (Inoue et al. 2010). Da im Rahmen von Inhalationsnarkosen eine thermoregulatorische Vasokonstriktion erst sehr viel später einsetzt als normal (Sessler 1993), geht ohne externe Wärmezufuhr für einen langen Zeitraum ungehindert Körperwärme nach außen verloren. Hinzu kommt, dass die Tiere durch den kalten Gasstrom bereits in der Einleitungsbox und später auch in der Nasenkammer Temperatur verlieren. Dies geschieht sowohl durch das Einatmen des kalten Gases (Bernthal 1999) als höchstwahrscheinlich auch durch den kalten Luftstrom, den das Gas erzeugt, wodurch nach den Gesetzen der Thermodynamik Wärme verloren geht.

Der Abfall der Oberflächentemperatur fiel vergleichsweise weniger stark aus als bei den Injektionsnarkosen. Auch das ist wahrscheinlich mit der Isofluran-bedingten Vasodilatation zu erklären. Durch die Weitstellung der Gefäße gelangt Wärme vom Kern in die Peripherie. Es kommt zu einem kontinuierlichen Abfall der Rektaltemperatur, da die Wärme nicht im Kern gehalten werden kann. Zeitgleich ist auf der Oberfläche nur ein geringer Temperaturabfall zu messen, da die Wärme des Kerns kontinuierlich in die Peripherie transportiert wird. Mit fortschreitender rektaler Hypothermie kommt es zu einer Vertiefung der Narkose und einer progressiven Vasodilatation, wodurch weiter Wärme vom Kern nach außen abgegeben wird. Somit wird unaufhörlich Kerntemperatur verloren.

Die MMF- und KX-Narkose verhalten sich zueinander ähnlich, was den Verlust der Rektaltemperatur betrifft. Dieser Temperaturverlust ist bei KX nur geringgradig höher ausgeprägt als unter MMF. Insgesamt verlieren Tiere mit diesen Injektionsnarkosen ohne externes Wärmen aber durchschnittlich 0,76 °C (MMF) bzw. 0,74 °C (KX) weniger an Rektaltemperatur als in Iso-Narkose. Bei MMF könnte das damit zusammenhängen, dass durch das Medetomidin eine zeitlich begrenzte Vasokonstriktion vorliegt (Löscher et al. 2002; Muir et al. 2000), die zumindest für eine gewisse Zeit Körperwärme im Körper halten kann, bis die Wirkung des Medetomidins in Vasodilatation umschlägt (Seymour und Duke-Novakovski 2007). Im Fall der MMF-Narkose ist ingesamt der geringste Abfall der Oberflächentemperatur mit 0,48 °C weniger als unter KX-Narkose zu beobachten. Dies ist schwer zu erklären, da alle Bestandteile dieser Narkose vasodilatatorisch wirken und somit eine Wärmeabgabe über die Peripherie begünstigen. Allein das Medetomidin wirkt anfangs vasokonstriktorisch (Löscher et al. 2002; Muir et al. 2000). Offenbar scheint die Vasodilatation, die durch MMF bedingt wird, sich nicht so stark auszuwirken, wie diejenige, die durch Xylazin ausgelöst wird.

Im Fall der KX-Narkose liegt durch das Ketamin eine ausgeprägte Vasokonstriktion vor, wodurch ein Wärmeverlust eingeschränkt werden kann (Ikeda et a. 2001; Lee et al. 2004). Der vergleichsweise starke Verlust an Oberflächentemperatur bei KX-Narkose könnte damit zusammenhängen, dass zunächst durch die vasokonstriktorische Wirkung des Ketamins eine Zentralisierung bewirkt wird, wobei die Peripherie auskühlt. Durch Nachlassen der Ketaminwirkung kommt es dann Xylazin bedingt zur Vasodilatation, wodurch wiederrum Wärme vom warmen Kern in die Peripherie transportiert und von dort nach außen abgegeben werden kann, was eine zusätzliche Auskühlung unterstützt (Löscher et al. 2002; Muir et al. 2000).

Für die Rektaltemperatur lässt sich somit schließen, dass es durch die beiden Kombinationsnarkosen zwar auch nicht gelingt, ohne Wärmen eine Hypothermie zu verhindern, allerdings ist diese Hypothermie nicht ganz so stark ausgeprägt, wie unter Iso-Narkose, da die Bestandteile der Injektionsnarkosen z.T. eine hypothermieeinschränkende Wirkung haben. Da auch andere Wirkstoffe jeweils an den Kombinationsnarkosen beteiligt sind, kommen allerdings auch hypothermiefördernde Nebenwirkungen zum Tragen und zudem äußere Faktoren, wie kalte Umgebungsluft oder eine kalte Unterlage. Die Oberflächentemperatur spiegelt hier nicht das Ausmaß der Kernhypothermie wider.

4.2 Raumtemperatur

Die Raumtemperatur war bei keiner der Gruppen zum Ausgangszeitpunkt gleich, da der OP, in dem die Narkosen stattfanden, nicht klimatisiert war. Somit war die Raumtemperatur äußeren Schwankungen unterworfen. Zur Auswertung wurden die Werte jedoch adjustiert.

Bei der Entstehung einer perioperativen Hypothermie wird die Raumtemperatur als ein Faktor gesehen, da vom warmen Körper Wärme durch Konvektion und Strahlung an den Raum abgegeben wird (Sheng et al. 2003). Besonders kleine Nager sind aufgrund ihrer großen Körperoberfläche gefährdet, Wärme an die Umgebung zu verlieren (Taylor 2007). Somit wäre zu vermuten gewesen, dass eine niedrige Raumtemperatur immer auch einen Abfall der Rektal- und Oberflächentemperatur bewirkt. Dies ist allerdings nicht bei allen Gruppen der Fall. Bei der Gruppe Iso-VW lag eine niedrige Raumtemperatur vor, jedoch kam es gleichzeitig zu einem Anstieg der Rektal- und Oberflächentemperatur. Bei der Gruppe KX-WM wurde ebenfalls ein Abfall der Raumtemperatur beobachtet, aber gleichzeitig ein Anstieg der Rektal- und Oberflächentemperatur. Genauso war bei einem Anstieg der Raumtemperatur bei der Gruppe Iso-WM ein Abfall der Rektal- und Oberflächentemperatur, bei der Gruppe MMF-WM ein Anstieg der Rektal-, aber ein Abfall der Oberflächentemperatur und bei der Gruppe MMF-oW ein Abfall der Rektal- und Oberflächentemperatur zu beobachten. Somit hatte die Höhe der Raumtemperatur nicht immer den erwarteten Effekt auf die Rektal- und Oberflächentemperatur und scheint nicht ausschlaggebend für die perioperative Entwicklung dieser Temperaturen zu sein. Auch Sessler (2008) kam zu dem Schluss, dass eine Störung der Thermoregulation stärker an der Hypothermie beteiligt ist als ein kaltes Operationsumfeld und somit eine intraoperative Hypothermie vielmehr durch die anästhetikabedingte Störung der Thermoregulation als durch die Auswirkung kalter Umgebung oder Eröffnen von großen Körperhöhlen bedingt wird. Dies ist vor allem unter dem Gesichtspunkt interessant, dass oft in nicht klimatisierten oder auch in gekühlten Räumen, wie bei MRT-Untersuchungen, Narkosen an Tieren vorgenommen werden müssen und z.B. im Fall des MRT die Raumtemperatur aus technischen Gründen nicht für den Patienten angehoben werden kann. In solchen Situationen ist es wichtig, dem Patienten extern Wärme zukommen zu lassen, z.B. im Rahmen der MRT durch Handschuhe, die mit körperwarmen Wasser gefüllt sind und keine Gefahr für das MRT-Gerät darstellen oder bei kurzen Eingriffen, die z.B. unter der Hood im

Labor vorgenommen werden müssen, mit einem Wärmekissen, das unter der Hood Platz findet.

4.3 Aufwachzeit

Bei allen Narkosen war zu beobachten, dass die Aufwachzeit mit der Methode oW erheblich verlängert war. Als Hauptursache ist die narkosebedingte Hypothermie anzunehmen, da alle Tiere ohne Wärmen einen erheblichen Abfall der Rektal- und Oberflächentemperatur aufwiesen. Auch in der Literatur wurde bereits beschrieben, dass durch eine Hypothermie die Aufwachzeit nach Narkose verlängert wird (Alves et al. 2009; Potti et al. 2007; Sessler 2008; Smith 1992). Grund dafür ist, dass durch die Hypothermie der Stoffwechsel verlangsamt wird und Narkotika langsamer abgebaut werden (Carli und MacDonald 1996; Giesbrecht et al. 1994; Insler und Sessler 2006; Seymour und Duke-Novakovski 2007). Durch verzögertes Aufwachen besteht die Gefahr von Komplikationen (Alves et al. 2009), so dass gerade die Gruppe KX-oW sehr stark gefährdet war.

Folgen einer intra- oder auch postoperativen Hypothermie können vielgestaltig und z.T. fatal für das Tier sein. So beschreiben Muir et al. (2000) Hirnschäden, Schock, Elektrolytverschiebungen und DIC. Erhardt et al. (2002) beschreiben durch Hypothermie hervorgerufene reversible und irreversible Organschäden. Betroffen sind in erster Linie die Vitalorgane Gehirn, Herz, Leber und Niere. Reversible Hirnschäden zeigen sich durch postanästhetisch verzögerte Aufwachzeiten mit spät wiederkehrenden Reflexen, v.a. was den Pupillarreflex angeht. Zudem können Verhältensveränderungen beobachtet werden. Irreversible Hirnschäden führen zu einer insuffizienten Spontanatmung und Ausbleiben jeglicher Reflexe bis auf die spinalen Reflexe. Zudem zeigen sich starre Pupillen, die Tiere bleiben über längere Zeit nicht ansprechbar und müssen schließlich euthanasiert werden. Perfusionsschäden an der Leber führen zu einer verzögerten Metabolisierung der Pharmaka und einem Anstieg der Transaminasewerte. Perfusionsschäden an der Niere verursachen Oligurie und Anurie. Dies ist von besonderem Interesse für Praktiker und Forscher, denn zum einen besteht die Gefahr, Tiere durch verlängerte Aufwachzeiten und dadurch bedingte Komplikationen zu verlieren und gerade im Bereich der Forschung wertvolle Studienzeit und möglicherweise seltene und aufwendig gekreuzte Studientiere zu verlieren. Zum anderen erhöht sich auch die Wahrscheinlichkeit, unter den unphysiologischen Bedingungen falsche Parameter zu ermitteln, die die Studien verfälschen.

Isofluran

Tiere der Gruppen Iso-VW und Iso-WM hatten die vergleichsweise kürzesten Aufwachzeiten, allein die Gruppe Iso-oW zeigte kein schnelleres Aufwachen, sondern lag in ihrer Aufwachzeit dicht hinter der Gruppe MMF-oW.

Isofluran ist ein Inhalationsnarkotikum, das sowohl zu einer schnellen Narkoseinleitung- als auch nach Abstellen des Gaszuflusses zu einer schnellen Ausleitung führt. Weniger als 1 % des Narkotikums wird vom Patienten metabolisiert, der Großteil des Narkosegases wird abgeatmet (Seymour und Duke-Novakovski 2007). Somit liegt ein deutlicher Zeitvorteil gegenüber einer subkutan verabreichten Antagonisierung vor, die erst über das Blut aufgenommen und zum Wirkort gebracht werden muss. Dieser Zeitvorteil war in dieser Arbeit bei Tieren, denen während der Narkose extern Wärme zugeführt wurde, zu beobachten. Gerade bei den Tieren in Iso-Narkose spiegelte sich die Entwicklung der Rektaltemperatur auch im Ausmaß der Atemdepression wider. So zeigten Tiere mit Vorwärmen eine Erhaltung der Rektaltemperatur und im Vergleich zu den anderen Wärmegruppen mit Iso-Narkose die höchste Atemfrequenz und die kürzeste Aufwachzeit, während Tiere, die nur mit einer Wärmematte gewärmt wurden, bereits Verluste der Rektaltemperatur aufwiesen sowie eine niedrigere Atemfrequenz und eine längere Aufwachzeit. Eine eintretende Hypothermie führt zu einem erniedrigten MAC-Wert (Seymour und Duke-Novakovski 2007; Erhardt et al. 2004) und vertieft die Narkose, was dann auch durch eine reduzierte Atemfrequenz eine verzögerte Abatmung des Narkosegases und eine verlängerte Aufwachzeit bedingt. Am deutlichsten war das bei Tieren ohne Wärmen zu beobachten. Diese zeigten einen drastischen Abfall an Rektaltemperatur und Atemfrequenz und eine deutlich verlängerte Aufwachzeit. Ohne Wärmen scheint die schnelle Abatmung des Narkosegases offenbar nicht mehr möglich zu sein. Grund dafür dürfte die beobachtete starke Atemdepression im Vergleich zu Tieren mit externem Wärmen sein. Durch die erniedrigte Atemfrequenz war es den Tieren erst mit zeitlicher Verzögerung möglich, das Gas abzuatmen und die Reflexe wiederzuerlangen.

MMF

Da die MMF-Narkose komplett antagonisiert werden kann, sind die Aufwachzeiten dieser Tiere deutlich kürzer, als die der Tiere in KX-Narkose. Die Gruppe MMF-oW übertrifft in der Kürze der Aufwachzeit sogar geringgradig die Gruppe Iso-oW. Dies könnte damit zusammenhängen, dass in der Gruppe MMF-oW die Hypothermie nicht ganz so stark ausgeprägt war, wie in der Gruppe Iso-oW.

Bei der MMF-Narkose war deutlich zu beobachten, dass die Aufwachzeit mit dem abnehmenden Ausmaß der Wärmezufuhr durch die eingesetzten Methoden VM – WM - oW länger wurde. Dies hängt wohl damit zusammen, dass mit zunehmender narkosebedingter Hypothermie der subkutan verabreichte Antagonist erst sehr langsam zur Wirkung kommen konnte. Durch eine Hypothermie ist auch der Stoffwechsel verlangsamt und Agonisten werden langsamer metabolisiert, so dass es zu einer verlängerten Wirkung der Anästhetika kommen kann (Seymour und Duke-Novakovski 2007).

Ketamin-Xylazin

Insgesamt ist bei allen Tieren mit KX-Narkose eine vergleichsweise lange Aufwachzeit zu beobachten. Dies kann dadurch erklärt werden, dass diese Narkose nur teilantagonisiert werden kann, d.h. das Ketamin muss der Körper selbst abbauen und die Geschwindigkeit des Abbaus ist davon abhängig, wie schnell der Stoffwechsel funktioniert. Bei zunehmender narkosebedingter Hypothermie dauert es zum einen länger bis die Teilantagonisierung zur Wirkung kommt und zum anderen auch länger bis das Ketamin vom Körper verstoffwechselt wird, da der Metabolismus verlangsamt ist (Seymour und Duke-Novakovski 2007).

4.4 Atemfrequenz

Innerhalb der Narkosegruppen wirken sich die einzelnen Anästhetika unterschiedlich auf die Entwicklung der Atemfrequenz aus. Die vergleichsweise niedrige Atemfrequenz bei Iso-Narkose lässt sich durch die generalisierte, zentrale Depression erklären, die durch Isofluran bewirkt wird (Muir et al. 2000) und zur Atemdepression führt (Henke et al. 2004).

Bei der Isoflurannarkose war mit abnehmender Intensität des Wärmes (VW-WM-oW) auch ein deutliches Absinken der Atemfrequenz zu beobachten. Durch Hypothermie scheint das Ausmaß dieser Atemdepression gesteigert zu werden. Grund ist wohl, dass durch die verlangsamte Verstoffwechslung bzw. Abatmung des Narkosegases eine Vertiefung der Narkose eintritt (Seymour und Duke-Novakovski 2007).

Unter MMF-Narkose liegt durch die einzelnen Komponenten der Narkose jeweils eine dosisabhängige ZNS-Depression und somit eine Atemdepression vor (Grint und Murison 2007; Muir et al. 2000; Löscher et al. 2002). Im Fall des Fentanyls wird sogar eine atemdepressive Wirkung bis hin zum Atemstillstand beschrieben (Astner 1998). Auch bei der MMF-Narkose war zu beobachten, dass mit zunehmender Hypothermie die Atemdepression verstärkt wurde. Je hypothermer die Tiere waren, desto tiefer war die Narkose und desto niedriger die Atemfrequenz.

Im Fall der KX-Narkose besteht auf der einen Seite die stimulierende Wirkung des Ketamins und auf der anderen die atemdepressive Wirkung des Xylazins (Löscher et al. 2002). Mit KX-Narkose lagen in der Gruppe KX-WM höhere Atemfrequenzen pro Minute vor als in der Gruppe KX-VW. Dies könnte damit zusammenhängen, dass diese Tiere verglichen mit der Gruppe VW bei Anwendung der Wärmemethode WM auch eine ausgeprägtere Steigerung der Rektal- und Oberflächentemperatur zeigten, d.h. wahrscheinlich war bei der Gruppe KX-WM die hypothermiebedingte Atemdepression nicht so stark ausgeprägt. Unter KX-Narkose war die Atemdepression insgesamt durchschnittlich am geringsten. Das geringe Ausmaß der Atemdepression ist vermutlich auf die stimulierende Wirkung des Ketamins zurückzuführen (Löscher et al. 2002). Allerdings sollte man nicht vergessen, dass diese stimulierende Wirkung gerade bei vorgeschädigten und kranken Tieren einen großen Stress für den Organismus darstellen und perioperative Komplikationen hervorrufen kann. Unter diesem Gesichtspunkt sollte eine KX-Narkose nur bei Tieren angewandt werden, bei denen man von keiner Gefährdung ausgehen kann. Da die Ketaminwirkung nicht antagonisiert werden kann, besteht ein gewisses Risiko durch den Ketamin bedingten Nachschlaf, der vom Stoffwechsel der Tiere abhängig ist. Dieses Risiko sollte nicht unterschätzt werden und bei der Wahl dieser Narkose gegenwärtig sein.

Unter Anwendung der Methode oW trat in allen Gruppen eine deutlich reduzierte durchschnittliche Atemfrequenz auf. Dies war durch die starke Hypothermie und dadurch bedingte Vertiefung der Narkose bedingt.

4.5 Mattentemperatur

Die eingestellte Mattentemperatur von 38,0 °C wurde im Schnitt um 1,37 °C überschritten. Durch diese Überschreitung kam es nicht zu gefährlichen Hyperthermien und auch nicht zu thermischen Schäden. Es darf davon ausgegangen werden, dass geringfügige Überschreitungen der eingestellten Temperatur keine Folgen für die Tiere haben.

Zum Vergleich werden beim Mensch unter anderem Temperatureinstellungen von 37,0 °C für eine zirkulierende Warmwassermatte und 43,0 °C für BairHugger (Warmluftsysteme) beschrieben (Brandt et al. 2010; Taguchi et al. 2004), um eine Körpertemperatur um 37,0 °C möglichst aufrecht zu erhalten.

4.6 Wärmemittel

Aus der Vielzahl der Wärmemittel wurde in dieser Arbeit eine elektrische Wärmematte herausgegriffen, da sie aufgrund geringer Anschaffungskosten und einfacher Handhabung in Praxen und auch in der Forschung weit verbreitet ist. Im Falle der Maus war sie auch besser als Wärmemittel geeignet als z.B. eine zirkulierende Warmwassermatte, da die Heizschlingen in diesen Matten in der Regel nicht für kleine Nager ausgerichtet sind und die Mäuse unter Umständen genau zwischen den Schlingen zu liegen kommen und somit Wärme verloren geht.

4.7 Zusammenfassung und Interpretation

Unter Einsatz der Methode VW kann bei allen 3 untersuchten Narkoseregimen eine Hypothermie erfolgreich verhindert und die Rektaltemperatur erhalten werden. Diese Form des Wärmens führt sogar zu einem leichten Anstieg der Rektaltemperatur. Dieser Temperaturanstieg bewegt sich allerdings in einem Bereich < 1 °C und ist deshalb noch nicht als gefährlich einzustufen, da es auch tageszeitlich bedingt bei wachen Tieren zu Temperaturschwankungen um ca. 1 °C kommen kann (Cinelli et al. 2007). Die stärkste Erwärmung zeigte sich unter der KX-Narkose, die geringste unter der Iso-Narkose.

Mit dem Wärmeregime WM konnte unter Iso-Narkose eine Hypothermie nicht verhindert werden, dies gelang nur bei MMF- und KX-Narkose. Allerdings zeigte sich die Hypothermie bei Iso-Narkose mit einem Temperaturabfall von < 1 °C, so dass noch von einer milden Hypothermie ausgegangen werden kann. Im Fall der MMF- und KX-Narkose war wieder eine leichte Erwärmung zu beobachten, die im Fall der KX-Narkose wiederrum stärker ausgeprägt war. Allerdings bewegte sich diese Erwärmung wieder in einem Bereich von < 1 °C und ist deshalb nicht als gefährlich einzustufen. Ohne Wärmen kam es bei allen 3 Narkoseregimen zu einer stark ausgeprägten Hypothermie. Am prägnantesten war der Temperaturabfall mit Iso-Narkose, während mit MMF- und KX-Narkose ein um fast 1 °C geringerer Temperaturabfall zu beobachten war. Insgesamt kann man schlussfolgern, dass Tiere mit Isoflurannarkose stark gefährdet sind auszukühlen und unbedingt extern gewärmt werden müssen, im Idealfall mit Vorwärmen. Tiere mit den beiden getesteten Injektionsnarkosen sind nicht so stark gefährdet wie Tiere unter Inhalationsnarkose, solange externe Wärme zugeführt wird. Im Fall der Injektionsnarkosen ist auch darauf zu achten, dass durch das externe Wärmen keine Hyperthermie produziert wird, da offenbar gerade die KX-Narkose ein Erwärmen begünstigt. Alle Narkosen konnten während des Versuchszeitraums ohne Zwischenfälle durchgeführt werden.

Mit Vorwärmen kann ein Auskühlen der Oberfläche bei allen 3 Narkosen vermieden werden, es kommt sogar zu einer leichten Erwärmung (< 1 °C). Diese Erwärmung ist am stärksten bei MMF und am schwächsten bei KX ausgeprägt. Unter Einsatz der Wärmematte kommt es zu Verlusten der Oberflächentemperatur bei Iso- und MMF-Narkose (< 1 °C) und einer Erwärmung bei KX-Narkose (< 1 °C). Ohne Wärmen verlieren Tiere aller 3 Narkosen deutlich an Oberflächentemperatur. Dies ist am stärksten ausgeprägt bei KX-Narkose und am schwächsten bei MMF-Narkose. Somit scheint die MMF-Narkose bezüglich der Oberflächentemperatur am wenigsten ein Auskühlen zu begünstigen, während Tiere mit KX-Narkose besonders stark gefährdet sind, Oberflächentemperatur zu verlieren. Die Raumtemperatur scheint nicht ausschlaggebend für die Entwicklung der Rektal- und Oberflächentemperatur zu sein.

Ein externes Wärmen wirkt sich positiv auf die Länge der Aufwachzeit aus. Gerade bei Isofluran können auf diese Weise kurze Aufwachzeiten erreicht werden, um mögliche Komplikationen zu vermeiden. Ohne Wärmen werden die Aufwachzeiten hypothermiebedingt stark verlängert, gerade bei Ketamin-Xylazin, aber auch bei Isofluran.

Mit zunehmender Hypothermie kam es auch zu einer zunehmenden Atemdepression bei allen 3 Narkoseregimen. Ohne Wärmen zeigte sich bei allen 3 Regimen eine drastische Atemdepression. Innerhalb der Narkosegruppen war die Höhe der Atemfrequenz aufgrund der unterschiedlichen Wirkung der Anästhetika recht unterschiedlich. Unter KX-Narkose zeigten sich vergleichsweise die höchsten Atemfrequenzen, worin sich eine Gefahr für kranke und anfällige Tiere verbergen kann.

4.8 Schlussfolgerung und Empfehlung

Unabhängig von der Wahl der Narkose ist stets ein externes Wärmen – im Idealfall mit Vorwärmen – zu empfehlen, um einer Hypothermie vorzubeugen. Die Injektionsnarkosen zeigen sich nicht ganz so empfindlich gegenüber einem externen Kälteeinfluss wie die Inhalationsnarkose, allerdings kann man mit der Kombination einer Iso-Narkose und Wärmen die kürzesten Aufwachzeiten erreichen und das Auftreten von Komplikationen verringern. Eine KX-Narkose darf nicht an kranken Tieren angewendet werden, da sie zu gefährlichen Komplikationen führen kann. Zudem kann externes Wärmen deutlich die Tiefe der Narkose beeinflussen und ermöglicht bei allen eingesetzten Narkosen eine Verkürzung der Aufwachzeit und eine Vermeidung der progressiven Atemdepression. Unter den Wärmemethoden kristiallisiert sich ein deutlicher Vorteil der Methode VW (Vorwärmen in Kombination mit elektrischer Wärmematte) gegenüber der Methode WM (elektrische Wärmematte ohne Vorwärmen) heraus. Da die Tiere zum Aufwachen unabhängig von der Gruppenzuteilung auf einer elektrische Wärmematte gelagert wurden und dennoch gerade mit der Methode oW durch den während der Narkose erlittenen Temperaturverlust enorm verlängerte Aufwachzeiten zeigten, ist zu erwarten, dass die Folgen noch drastischer ausgefallen wären, hätte man die Tiere nicht zum Aufwachen gewärmt. Die Raumtemperatur ist nicht, wie zuvor angenommen, von entscheidendem Einfluss für die Rektal- und Oberflächentemperatur, sondern nur einer von vielen Einflussfaktoren, die eine Hypothermie begünstigen können.

Somit ist dringend zu empfehlen, bei jedem Narkoseregime für eine ausreichende perioperative Wärmezufuhr zu sorgen. Im Idealfall sollte eine Kombination aus Vorwärmen und Wärmen während der Narkose eingesetzt werden, um intra- und postoperative Komplikationen zu vermeiden. Besonders bei Anwendung der Inhalationsnarkose mit Isofluran sollte das Wärmen nicht vernachlässigt werden.

5 Zusammenfassung

Eine perioperative Hypothermie durch anästhetikabedingte Inhibition der Thermoregulation oder unzureichende Wärmezufuhr kann für Mäuse gefährliche Folgen haben. Unklar ist jedoch, ob bestimmte Narkoseregime besonders gefährlich sind und welche Wärmemethode optimal ist, um einer Hypothermie vorzubeugen.

In der vorliegenden Studie wurden die 3 gängigsten Anästhesiemethoden, die bei Labormäusen eingesetzt werden untersucht. Die Auswirkung von Iso- (5 % Einleitung, 2 % Erhaltung), MMF- (0,05 mg/kg Fentanyl, 5,0 mg/kg Midazolam, 0,5 mg/kg Medetomidin) und KX-Narkose (80 mg/kg Ketamin, 15 mg/kg Xylazin) hinsichtlich des Auslösens einer intraoperativen Hypothermie sollte verglichen werden. Dabei wurden 3 verschiedene Regime eingesetzt: Vorwärmen (VW), Wärmematte (WM) und ohne Wärmen (oW). Die Narkosedauer betrug jeweils 30 Minuten. Nach dieser Zeit wurden die Narkosen durch Abstellen der Gaszufuhr und vollständige Antagonisierung mit AFN (2,5 mg/kg Atipamezol, 0,5 mg/kg Flumazenil, 1,2 mg/kg Naloxon) bzw. Teilantagonisierung mit Atipamezol (2,5 mg/kg Atipamezol) beendet. Während der Narkose wurden bei allen Mäusen zu den Zeitpunkten 0, 10, 20 und 30 Minuten die Rektal- und Oberflächentemperatur sowie die Atemfrequenz gemessen und am Ende der Narkose die Aufwachzeit dokumentiert. Außerdem wurde die Raumtemperatur gemessen.

Eine Narkose ohne Wärmen führte bei allen Narkosegruppen zu einem deutlichen Abfall der Rektal- und Oberflächentemperaturen sowie einer progressiven Atemdepression und verlängerter Aufwachzeit. Hierbei war der Abfall der Rektaltemperatur am stärksten bei der Iso-Narkose ausgeprägt, während der größte Abfall der Oberflächentemperatur in der KX-Narkose zu beobachten war. Durch Wärmen konnten die Aufwachzeit und das Ausmaß der Atemdepression deutlich reduziert werden, wobei VW einen geringgradig stärkeren Einfluss hatte als WM.

Die Wärmemethoden VW und WM zeigten in den einzelnen Narkosegruppen leichte Unterschiede bezüglich ihrer Effektivität. So konnte die Wärmemethode VW bei der Iso- und MMF-Narkose die Rektaltemperatur besser aufrechterhalten als die Wärmemethode WM, während sich bei der KX-Narkose die Wärmemethode WM geringgradig effektiver auswirkte.

Die Raumtemperatur schien auf die Entwicklung der Rektal- und Oberflächentemperatur nicht den ausschlaggebenden Einfluss zu haben, da trotz steigender bzw. fallender

Raumtemperatur Rektal- und Oberflächentemperaturen gemessen wurden, die sich in die Gegenrichtung bewegten. Somit werden die Rektal- und Oberflächentemperatur zwar durch die Raumtemperatur beeinflusst, jedoch scheint sich die anästhetikabedingte Störung der Thermoregulation stärker auszuwirken.

Insgesamt geht aus diesen Untersuchungen deutlich hervor, dass ein externes Wärmen der Mäuse während jeder Narkose absolut notwendig ist, um einen Verlust der Rektal- und Oberflächentemperatur zu vermeiden. Am effektivsten zeigt sich dabei das Vorwärmen. Mit einem erfolgreichen Wärmeerhalt kann die perioperative Atemdepression vermindert und die postanästhetische Aufwachzeit verkürzt werden, so dass peri- und postanästhetischen Zwischenfällen vorgebeugt werden kann. Die Raumtemperatur scheint nur einen unwesentlichen Einfluss zu haben.

6 Summary

Perioperative hypothermia due to anesthetic induced inhibition of thermoregulation or insufficient external warming can cause severe complications in mice. It is still unknown if certain anesthetics are particularly dangerous and which warming method would be best to prevent hypothermia.

In this study the three most popular anesthesia regimen used for laboratory mice were compared. Isoflurane (5% induction, 2% maintenance), MMF (0,05mg/kg fentanyl, 5,0 mg/kg midazolam, 0,5 mg/kg medetomidin) and ketamin-xylazine (80 mg/kg ketamin, 15 mg/kg xylazine) were examined about their likeliness to cause intraoperative hypothermia. Therefore three different methods of warming (prewarming – electric heating mat – no warming) were used. Duration of anesthesia was 30 minutes. After that time anesthesia was stopped by disruption of the gasflow, complete antagonization with AFN (2,5 mg/kg atipamezol, 0,5 mg/kg flumazenil, 1,2 mg/kg naloxon) or partial antagonization with atipamezol (2,5 mg/kg). During anesthesia the rectal temperature, body surface temperature and respiratory rate were measured in all mice at time points 0, 10, 20 and 30 minutes. After end of anesthesia at time point 30 the recovery time was documented. The room temperature was measured as well.

Anesthesia without external warming caused a significant drop in rectal and body surface temperature as well as progressive respiratory depression and prolonged recovery time in all groups. With isoflurane the drop in rectal temperature, with KX the drop in body surface temperature was most prominent. By external warming recovery time and extent of respiratory depression could be reduced. Prewarming proved itself to be more effective than just the heating mat by itself.

The methods prewarming and heating mat showed slightly different efficacy throughout the groups. With isoflurane and MMF prewarming was more effective to prevent a drop in rectal temperature than just the heating mat, whereas with KX the heating mat proved to be more effective.

Room temperature seems not to be the most important influence on the development of rectal and body surface temperatures as with room temperatures going up or down animals showed rectal and body surface temperatures going into the opposite direction. Therefore rectal and body surface temperature are of course influenced by room temperature, but the anesthetic induced inhibition of the thermoregulation seems to be more important.

It can therefore be concluded that external heating is essential for mice during anesthesia to prevent a loss of rectal and body surface temperature. Prewarming seems to be most effective. By preserving body heat perioperative respiratory depression can be reduced and postanesthetic recovery time can be shortened and thereby the risk of peri- and postanesthetic complications be reduced.

Room temperature seems not to be crucial for body core temperature and body surface temperature.

7 Literaturverzeichnis

Aleman M, Nieto JE, Magdesian KG
Malignant hyperthermia associated with ryanodine receptor 1 (C7360G) mutation in Quarter Horses.
J Vet Intern Med 2009; 23(2): 329-334

Alves HC, Valentim AM, Olsson IA, Antunes LM
Intraperitoneal anaesthesia with propofol, medetomidine and fentanyl in mice.
Lab Anim. 2009; 43(1): 27-33

Arras M, Rettich A, Cinelli P, Kasermann HP, Burki K
Assessment of post-laparotomy pain in laboratory mice by telemetric recording of heart rate and heart rate variability.
BMC Vet Res. 2007; 2(3): 16

Astner Susanne Margarethe
Vergleich intramuskulär verabreichter Kombinationsanästhesien beim Kaninchen – Xylazin/Ketamin, Medetomidin/Ketamin, Medetomidin/Fentanyl/Midazolam [Dissertation].
München: LMU München; 1998

Baumgartner CM, Koenighaus H, Ebner JK, Henke J, Schuster T, Erhardt WD
Cardiovascular effects of fentanyl and propofol on hemodynamic function in rabbits. Am J Vet Res. 2009; 70(3): 409-17

Berber E, String A, Galand A, Engle KL, Kim KM, Ituarte P, Siperstein AE
Intraoperative thermal regulation in patients undergoing laparoscopic vs open surgical procedures.
Surg Endosc. 2001; 15(3): 281-5

Bernthal EM
Inadvertent hypothermia prevention: the anaesthetic nurses' role.
Br J Nurs. 1999; 8(1): 17-25

Bock M, Müller J, Bach A, Böhrer H, Martin E, Mosch J

Effects of preinduction and intraoperative warming during major laparatomy.
Br J Anaesth. 1998; 80(2): 159-163

Borms SF, Engelen SL, Himpe DG, Suy MR, Theunissen WJ
Bair hugger forced-air warming maintains normothermia more effectively than thermo-lite insulation.
J Clin Anesth. 1994; 6(4): 303-7

Bräuer A, Perl T, Quintel M
Perioperative thermal management.
Anaesthesist. 2006; 55(12): 1321-39

Brandt S, Oguz R, Hüttner H, Waglechner G, Chiari A, Greif R, Kurz A, Kimberger O
Resistive-polymer versus forced-airwarming: comparable efficacy in orthopedic patients.
Anesth Analg. 2010; 110(3): 834-8

Burger L, Fitzpatrick J
Prevention of inadvertent perioperative hypothermia.
Br J Nurs. 2009; 18(18): 1114, 1116-9

Camus Y, Delva E, Bossard AE, Chandon M, Lienhart A
Prevention of hypothermia by cutaneous warming with new electric blankets during abdominal surgery.
Br J Anaesth. 1997; 79(6): 796-797

Camus Y, Delva E, Sessler DI, Lienhart A
Pre-induction skin-surface warming minimizes intraoperative core hypothermia.
J Clin Anesth. 1995; 7(5): 384-8

Cannon B, Nedergaard J
Brown adipose tissue: function and physiological significance.
Physiol Rev. 2004; 84(1): 277-359

Cannon B, Nedergaard J
Nonshivering thermogenesis and its adequate measurement in metabolic studies.
J Exp Biol. 2011; 214(2): 242-53

Carli F, MacDonald IA
Perioperative inadvertent hypothermia: what do we need to prevent?
Br J Anaesth. 1996; 76(5): 601-603

Cesarovic N, Nicholls F, Rettich A, Kronen P, Hässig M, Jirkof P, Arras M
Isoflurane and sevoflurane provide equally effective anaesthesia in laboratory mice.
Lab Anim. 2010; 44(4): 329-36

Cheney FW, Posner KL, Caplan RA, Gild WM
Burns from warming devices in anesthesia. A closed claims analysis. Anesthesiology.
1994; 80(4): 806-10

Cinelli P, Rettich A, Seifert B, Bürki K, Arras M
Comparative analysis and physiological impact of different tissue biopsy methodologies used for the genotyping of laboratory mice.
Lab Anim. 2007; 41(2): 174-84

Colussi GI, Di Fabio A, Catena C, Chiuch A, Sechi LA
Involvement of endothelium-dependent and -independent mechanisms in midazolam-induced vasodilation.
Hypertens Res 2011; 34(8): 929-934

Crocker BD, Okumura F, McCuaig DI, Denborough MA
Temperature monitoring during general anaesthesia.
Br J Anaesth. 1980; 52(12): 1223-9

Cruz JI, Loste JM, Burzaco OH
Observations on the use of medetomidine/ketamine and its reversal with atipamezole for chemical restraint in the mouse.
Lab Anim. 1998; 32(1): 18-22

Deacock S, Holdcroft A
Heat retention using passive systems during anaesthesia: comparison of two plastic wraps, one with reflective properties.
Br J Anaesth. 1997; 79(6): 766-769

Ebner J, Wehr U, Baumgartner C, Erhardt W, Henke J
Partial antagonization of midazolam-medetomidine-ketamine in cats –atipamezole versus combined atipamezole and flumazenil.
J Vet med A Physiol Pathol Clin Med. 2007; 54(9): 518-21

Ebner J, Wehr U, Busch R, Erhardt W, Henke J
A comparative clinical study of three different dosages of intramuscular midazolam-medetomidine-ketamine immobilization in cats.
J Vet Med A Physiol Pathol Clin Med. 54(8): 418-23

Dimas S
EMPFEHLUNG DER KOMMISSION vom 18. Juni 2007 mit Leitlinien für die Unterbringung und Pflege von Tieren, die für Versuche und andere wissenschaftliche Zwecke verwendet werden *(Bekannt gegeben unter Aktenzeichen K(2007) 2525)* (Text von Bedeutung für den EWR) (2007/526/EG)

English MJ, Farmer C, Scott WA
Heat loss in exposed volunteers.
J Trauma. 1990; 30(4): 422-5

Erhardt W, Henke J, Haberstroh J
Anästhesie und Analgesie beim Klein- und Heimtier.
Stuttgart:Schattauer; 2004: 577-578, 597-598, 642-643, 650-657

Erhardt W, Henke J, Lendl C, Korbel R
Narkose-Notfälle.
Stuttgart:Enke; 2002: 7-8, 16, 43-44, 51, 65, 99, 153-154, 169-172,177, 199, 208

Ewringmann A
Leitsymptome beim Kaninchen: Diagnostischer Leitfaden und Therapie.
Stuttgart:Enke; 2005: 22, 182

Ewringmann A, Glöckner B
Leitsymptome bei Hamster, Ratte, Maus und Rennmaus.

Stuttgart:Enke; 2008: 4-6

Felies M, Poppendieck S, Nave H
Perioperative normothermia depends on intraoperative warming procedure, extent of the surgical intervention and age of the experimental animal.
Life Sci. 2005; 77(25): 3133-40

Feroe DD, Augustine SD
Hypothermia in the PACU.
Crit Care Nurs Clin North Am. 1991; 3(1): 135-44

Fossum S, Hays J, Henson MM
A comparison study of the effects of prewarming patients in the outpatient surgery setting.
J Peranesth Nurs. 2001; 16(3): 187-94

Frank SM, Nguyen JM, Garcia CM, Barnes RA
Temperature monitoring practices during regional anesthesia.
Anesth Analg. 1999; 88(2): 373-7

Geier Marion Andrea
Untersuchungen über Narkosezwischenfälle beim Kleintier
[Dissertation]. München: LMU München; 1999

Giesbrecht GG, Ducharme MB, McGuire JP
Comparison of forced-air patient warming systems for perioperative use. Anesthesiology. 1994; 80(3): 671-9

Gonzales P, Rikke BA
Thermoregulation in mice exhibits genetic variability early in senescence.
Age (Dordr). 2010; 32(1): 31-7

Grint JN, Murison PJ
Peri-operative body temperature in isoflurane-anaesthetized rabbits following ketamine-midazolam or ketamine-medetomidine.
Vet Anaest Analg. 2007; 34(3): 181-189

Grint NJ, Murison PJ
A comparison of ketamine-midazolam and ketamine-medetomidine combinations for induction of anaesthesia in rabbits.
Vet Anaesth Analg. 2008; 35(2): 113-21

Hannenberg AA, Sessler DI
Improving perioperative temperature management.
Anesth Analg. 2008; 107(5): 1454-7

Hasankhani H, Mohammadi E, Moazzami F, Mokhtari M, Naghgizadh MM
The effects of intravenous fluids temperature on perioperative hemodynamic situation, post-operative shivering, and recovery in orthopaedic surgery.
Can Oper Room Nurs J. 2007; 25(1): 20-4, 26-7

Hasegawa K, Negishi C, Nakagawa F, Mukai S, Ozaki M
The efficacy of carbon-fiber resistive-heating in prevention of core hypothermia during major abdominal surgery.
Masui. 2003, 52(6): 636-41

Hedenquist P, Roughan JV, Antunes L, Orr H, Flecknell PA
Induction of anaesthesia with desflurane and isolfurane in the rabbit.
Lab Anim. 2001; 35(2): 172-9

Henke J, Astner S, Brill T, Eissner B, Busch R, Erhardt W
Comparative study of three intramuscular anaesthetic combinations (medetomidine/ketamine, medetomidine/fenanyl/midazolam and xylazine/ketamin) in rabbits.
Vet Anaesth Analg 2005; 32(5): 261-70

Henke J, Baumgartner C, Röltgen I, Eberspächer E, Erhardt W (2004)
Anaesthesia with midazolam/medetomidine/fentanyl in chinchillas (Chinchilla lanigera) compared to anaesthesia with xylazine/ketamine and medetomidine/ketamine.
J Vet med A Physiol Pathol Clin Med. 2004; 51(5): 259-64

Henke J, Köhle M, Matiasek K, Beckurts TE, Sarmiento AM, Blümel G, Erhardt W:
Fulminating malignant hyperthermia in swine – an alternative therapy concept.
Dtsch Tierartzl Wochenschr 1995; 102: 57-59

Henke J, Reinert J
Anwendung von Medetomidin in der Heimtierpraxis.
fachpraxis 2006; 50: 12-19

Henke J, Strack T, Erhardt W
Clinical comparison of isoflurane and sevoflurane anaesthesia in the gerbil.
Berl Munch Tierarztl Wochenschr. 2004; 117(7-8): 296-303

Hershey J, Valenciano C, Bookbinder M
Comparison of three rewarming methods in a postanesthesia care unit.
AORN J. 1997; 65(3): 597-601

Heuer L (2003)
„Pre-warming" – how can perioperative hypothermia be avoided?.
Anaesthesiol Intensivmed Notfallmed Schmerzther. 2003; 38(9): 583-6

Hjálmarsdóttir-Schmid, Berglind
Hämodynamische Untersuchung zur vollständig antagonisierbaren Anästhesie mit Medetomidin, Midazolam und Fentanyl im Vergleich zur Ketamin/Xylazin-Kombinationsanästhesie bei der Maus.
[Dissertation]. München: LMU München; 2005

Hodgson DS.
The case for nonrebreathing circuits for very small animals.
Vet Clin North Am Small Anim Pract. 1992; 22(2): 397-9

Huang S, Gateley D, Moss AL.
Accidental burn injury during knee arthroscopy.
Arthroscopy. 2007; 23(12): 1363

Ikeda T, Kazama T, Sessler DI, Toriyama S, Niwa K, Shimada C, Sato S

Induction of anesthesia with ketamine reduces the magnitude of redistribution hypothermia.
Anesth Analg. 2001; 93: 943-8

Inoue S, Abe R, Kawaguchi M, Kobayashi H, Furuya H
Beta blocker infusion decreases the magnitude of core hypothermia after anesthesia induction.
Minerva Anestesiol. 2010; 76(12): 1002-9

Insler SR, Sessler DI
Perioperative thermoregulation and temperature monitoring.
Anesthesiol Clin. 2006; 24(4): 823-37

Jackson SA, Clinton CW
Postoperative management of hypothermia of intra-operative origin-experience with a forced-air convective warming device.
S Afr J Surg. 1997; 35(3): 134-8

Just B, Trévien V, Delva E, Lienhart A (1993)
Prevention of intraoperative hypothermia by preoperative skin-surface warming.
Anesthesiology. 1993; 79(2): 214-8

Kiekkas P, Karga M
Prewarming: preventing intraoperative hypothermia.
Br J Perioper Nurs. 2005; 15(10): 444, 446-7, 449-51

Killos MB, Graham LF, Lee J
Comparison of two anesthetic protocols for feline blood donation.
Vet Anaesth Analg. 2010; 37(3): 230-9

King LG, Boag A
Canine and Feline Emergency and Critical Care.
2. Aufl.Quedgeley: BSAVA: 2007: 307, 318

Kiyatkin EA, Brown PL

Brain and body temperature homeostasis during sodium pentobarbital anesthesia with and without body warming in rats.
Physiol Behav. 2005; 84(4): 563-70

Kohrs R, Durieux ME
Ketamine: Teaching an old drug new tricks.
Anesth Analg. 1998; 87(5): 1186-93

Kort WJ, Hekking-Weijma JM, TenKate MT, Sorm V, VanStrik R
A microchip implant system as a method to determine body temperature of terminally ill rats and mice.
Lab Anim. 1998; 32(3): 260-9

Kress HG
Actions of ketamine not related to NMDA and opiate receptors.
Anaesthesist. 1994; 43(2): 15-24

Kushikata T, Hirota K, Kotani N, Yoshida H, Kudo M, Matsuki A
Isoflurane increases norepinephrine release in the rat preoptic area and the posterior hypothalamus in vivo and in vitro: relevance to thermoregulation during anesthesia.
Neuroscience. 2005; 131(1). 79-86

Lee SK, Son SC; Kin YH, Yoon HS, Choi JH
Core temperature and skin-surface temperature gradients of ketamine and propofol for anesthetic induction in children.
Korean J Anesthesiol. 2004; 46(4): 397-401

Lenhardt R
Monitoring and thermal management.
Best Pract Res Clin Anaesthesiol. 2003; 17(4): 569-81

Lerche P, Muir WW 3rd
Effect of medetomidine on breathing and inspiratory neuromuscular drive in conscious dogs.
Am J Vet Res. 2004; 65(6): 720-4

Leslie K, Sessler DI
Perioperative hypothermia in the high-risk surgical patient.
Best Pract Res Clin Anaesthesiol. 2003; 17(4): 485-98

Löscher W, Ungemach FR, Kroker R
Pharmakotherapie bei Haus- und Nutztieren.
5.Aufl.Berlin:Parey; 2002: 37, 42-43, 57, 61, 67f, 73-74, 78-79, 82-83, 85-88, 185, 355

Machon RG, Raffe MR, Robinson EP
Warming with a forced air warming blanket minimizes anesthetic-induced hypothermia in cats.
Vet Surg. 1999; 28(4): 301-10

Masamune T, Sato H, Okuyama K, Imai Y, Iwashita H, Ishiyama T, Oguchi T, Sessler DI, Matsukawa T
The shivering threshold in rabbits with JM-1232(-), a new benzodiazepine receptor agonist.
Anesth Analg. 2009; 109(1): 96-100

Matsukawa T, Ozaki M, Sessler DI, Nishiyama T, Imamura M, Kumazawa T Accuracy and precision of „deep sternal" and tracheal temperatures at high- and low-fresh-gas-flows.
Br J Anaesth. 1998; 81(2): 171-175

Meijer MK, Spruijt BM, van Zutphen LF, Baumans V
Effect of restraint and injection methods on heart rate and body temperature in mice. Lab Anim. 2006; 40(4): 382-91

Meredith A, Johnson-Delaney C
Exotic Pets: A Foundation Manual.
5.Aufl.Gloucester:BSAVA; 2010: 1-8, 21-22

Metterlein T, Schuster F, Kranke P, Hager M, Roewer N, Anetseder M.
Magnesium does not influence the clinical course of succinylcholine-induced malignant hyperthermia.

Anesth Analg. 2011; 112(5): 1174-8

Muir W 3rd, Hubbel JAE, Skarda RT, Bednarski RM
Handbook of Veterinary Anesthesia.
St. Louis:Mosby; 2000: 151-153, 154-163, 250-283, 372-381, 394-401

Muth CM, Mainzer B, Peters J
The use of countercurrent heat exchangers diminishes accidental hypothermia during abdominal aortic aneurysm surgery.
Acta Anaesthesiol Scand. 1996; 40(10): 1197-202

Nesher N, Wolf T, Uretzky G, Oppenheim-Eden A, Yussim E, Kushnir I, Shoshany G, Rosenberg B, Berant M
A novel thermoregulatory system maintains perioperative normothermia in children undergoing elective surgery.
Paediatr Anaesth. 2001; 11(5): 555-60

Newsom DM, Bolgos GL, Colby L, Nemzek JA
Comparison of body surface temperature measurement and conventional methods for measuring temperature in the mouse.
Contemp Top Lab Anim Sci. 2004; 43(5): 13-8

Niedfeldt RL, Robertson SA
Postanesthetic hyperthermia in cats: a retrospective comparison between hydromorphone and buprenorphine.
Vet Anaesth Analg. 2006; 33(6): 381-9

Nishimura R, Kim H, Matsunaga S, Sakaguchi M, Sasaki N, Tamura H, Takeuchi A
Antagonism of medetomidine sedation by atipamezole in pigs.
J Vet Med Sci. 1992, 54(6): 1237-40

Ozaki M
Thermoregulatory research in the field of anesthesia and intensive care: a review. Masui. 1996; 45(7): 804-12

Paris A, Ohlendorf C, Marquardt M, Bein B, Sonner JM, Scholz J, Tonner PH
The effect of meperidine on thermoregulation in mice: involvement of alpha2-adrenoceptors.
Anesth Analg. 2005; 100(1): 102-6

Plattner O, Ikeda T, Sessler DI, Christensen R, Turakhia M
Postanesthetic vasoconstriction slows peripheral-to-core transfer of cutaneous heat, thereby isolating the core thermal compartment.
Anesth Analg. 1997; 85(4): 899-906

Plattner O, Semsroth M, Sessler DI, Papousek A, Klasen C, Wagner O
Lack of nonshivering thermogenesis in infants anesthetized with fentanyl and propofol.
Anesthesiology. 1997; 86(4): 772-777

Posner LP, Pavuk AA, Rokshar JL, Carter JE, Levine JF
Effects of opioids and anesthetic drugs on body temperature in cats.
Vet Anaesth Analg. 2010; 37(1): 35-43

Potti RG, Dart CM, Perkins NR, Hodgson DR
Effects of hypothermia on recovery from general anaesthesia in the dog.
Aust Vet J. 2007; 85(4): 158-62

Putzu M, Casati A, Berti M, Pagliarini G, Fanelli G
Clinical complications, monitoring and management of perioperative mild hypothermia: anesthesiological features.
Acta Biomed. 2007; 78(3): 163-169

Quesenberry KE, Carpenter JW
Ferrets, Rabbits and Rodents. Clinical Medicine and Surgery.
2.Aufl.St. Louis:Saunders; 2004: 143-145, 209, 289-292, 365-368

Refinetti R, Carlisle HJ
Thermoregulation during pentobarbital and ketamine anesthesia in rats.
J Physiol. 1989; 83(4): 300-3

Rembert MS, Smith JA, Hosgood G
A comparison of a forced-air warming system to traditional thermal support for rodent microenvironments.
Lab Anim. 2004; 38(1): 55-63

Rüffert H, Wehner M, Deutrich C, Olthoff D
[Malignant hyperthermia. The ugly].
Anaesthesist. 2007; 56(9): 923-9

Sagir O, Gulhas N, Toprak H, Yucel A, Begec , Ersoy O
Control of shivering during regional anaesthesia: prophylactic ketamine and granisetron.
Acta Anaesthesiol Scan 2007; 51(1): 44-49

Sanford MM
Rewarming cardiac surgical patients: warm water vs warm air.
Am J Crit Care. 1997; 6(1): 39-45

Scherer R
Intraoperative heat conservation. [A lot of hot air?]
Anaesthesist. 1997; 46(2): 81-90

Schmidt-Oechtering GU, Becker K
[Old and new alpha 2-adrenoceptor agonists. 1. Xylazine and medetomidine]. Tierarztl Prax. 1992, 20(5): 447-58

Schütte JK, Becker S, Burmester S, Starosse A, Lenz D, Kröner L, Wappler F, Gerbershagen MU
Comparison of the therapeutic effectiveness of a dantrolene sodium solution and a novel nanocrystalline suspension of dantrolene sodium in malignant hyperthermia normal and susceptible pigs.
Eur J Anaesthesiol. 2011; 28(4): 256-64

Schuler B, Rettich A, Vogel J, Gassmann M, Arras M
Optimized surgical techniques and postoperative care improve survival rates and permit accurate telemetric recording in exercising mice.
BMC Vet Res. 2009; 2(5): 28

Schulte am Esch J, Bause H, Kochs E, Scholz J, Standl T, Werner C
Anästhesie.
3. Aufl. Stuttgart: Thieme; 2007: 158, 164, 165, 252, 302, 693, 694, 698

Sessler DI
Perianesthetic thermoregulation and heat balance in humans.
FASEB J. 1993; 7(8): 638-644

Sessler DI
Perioperative heat balance.
Anesthesiology. 2000; 92(2): 578-96

Sessler DI
Temperature monitoring and perioperative thermoregulation.
Anesthesiology 2008; 109(2): 318-38

Sessler DI
Long-term consequences of anesthetic management.
Anesthesiology. 2009; 111(1): 1-4

Sessler DI
Thermoregulatory defense mechanisms.
Crit Care Med. 2009; 37(7): 203-10

Sessler DI, Schroeder M, Merrifield B, Matsukawa T, Cheng C
Optimal duration and temperature of prewarming.
Anesthesiology. 1995; 82(3): 674-81

Seymour C, Duke-Novakovski T
Manual of Canine and Feline Anaesthesia and Analgesia.
Gloucester:BSAVA; 2007: 16, 76, 92-95, 121, 123-125, 141-142, 148, 153, 196, 208-209, 270-272, 290, 298, 301, 321-322

Sheng Y, Zavisca F, Schonlau E, Desmarattes R, Herron E, Cork R

The effect of preoperative reflective hats and jackets, and intraoperative reflective blankets on perioperative temperature.
The Internet Journal of Anesthesiology. 2003; 6(2)

Siew-Fong N, Cheng-Sim O, Khiam-Hong L, Poh-Yan L, Yiong-Huak C, Biauw-Chi O A comparative study of three warming interventions to determine the most effective in maintaining perioperative normothermia.
Anesth Analg. 2003; 96(1): 171-6

Sikoski P, Young RW, Lockard M
Comparison of heating devices for maintaining body temperature in anesthetized laboratory rabbits (Oryctolagus cuniculus).
J Am Assoc Lab Anim Sci. 2007; 46(3): 61-3

Sinclair MD
A review of the physiological effects of α_2-agonists related to the clinical use of medetomidine in small animal practice.
Can Vet J. 2003; 44(11): 885–897

Sinner B, Graf BM
Ketamine.
Handb Exp Pharmacol. 2008; (182): 313-33

Smith W
Responses of laboratory animals to some injectable anaesthetics.
Lab Anim. 1993; 27(1): 30-9

Smith CE, Gerdes E, Sweda S, Myles C, Punjabi A, Pinchak AC, Hagen JF Warming intravenous fluids reduces perioperative hypothermia in women undergoing ambulatory gynecological surgery.
Anesth Analg. 1998; 87(1): 37-41

Smith CE, Parand A, Pinchak AC, Hagen JF, Hancock DE
The failure of negative pressure rewarming (Thermostat ™) to accelerate recovery from mild hypothermia in postoperative surgical patients.

Anesth Analg. 1999; 89(6): 1541-5

Somerkoski Maria
Ausmaß der Hypothermie und Hypothermieprävention bei Hunden in Allgemeinnarkose. Evaluation eines Infusionswärmers aus der Humanmedizin als Wärmekonzept beim Kleintier.
[Dissertation]. Berlin: Freie Universität Berlin; 2008

Stowell KM
Malignant hyperthermia: a pharmacogenetic disorder.
Pharmacogenomics. 2008; 9(11): 1657-72

Suckow MA, Dannemann P, Brayton C
The Laboratory Mouse.
Boca Raton:CRC Press: 2001: 1-7

Szmuk P, Rabb MF, Baumgartner JE, Berry JM, Sessler AM, Sessler DI
Body morphology and the speed of cutaneous rewarming.
Anesthesiology. 2001; 95(1): 18-21

Taguchi A, Kurz A
Thermal management oft he patient: where does the patient lose and/or gain temperature?
Curr Opin Anaesthesiol. 2005; 18(6): 632-9

Taguchi A, Ratnaraj J, Kabon B, Sharma N, Lenhardt R, Sessler DI, Kurz A
Effects of a circulating-water garment and forced-air warming on body heat content and core temperature.
Anesthesiology. 2004; 100(5): 1058-1064

Tan C, Govendir M, Zaki S, Miyake Y, Packiarajah P, Malik R
Evaluation of four warming-procedures to minimize heat loss induced by anaesthesia and surgery in dogs.
Aust Vet J. 2004; 82(1-2): 65-8

Taylor DK

Study of two devices used to maintain normothermia in rats and mice during general anesthesia.
J Am Assoc Lab Anim Sci. 2007; 46(5): 37-42

Tilley LP, Smith FWK
The 5-Minute Veterinary Consult: Canine an Feline.
Baltimore:Lippincott Williams & Wilkins; 2004: 864-685

Tomasic M, Nann LE
Comparison of peripheral and core temperatures in anesthetized horses.
Am J Vet Res. 1999; 60(5): 648-51

Torossian A
Survey on intraoperative temperature management in Europe.
Eur J Anaesthesiol. 2007, 24(8): 668-75

Trevisanuto D, Coretti I, Doglioni N, Udilano A, Cavallin F, Zanardo V
Effective temperature under radiant infant warmer: does the device make a difference?
Resuscitation. 2011; 82(6): 720-3

Truell KD, Bakorman PR, Teodori MF, Maze A
Third-degree burns due to intraoperative use of a Bair Hugger warming device.
Ann Thorac Surg. 2000; 69(6): 1933-4

Vainio O, Palmu L
Cardiovascular and respiratory effects of medetomidine in dogs and influence of anticholinergics.
Acta Vet Scand. 1989, 30(4): 401-8

Vanni SM, Braz JR, Modolo NS, Amorim RB, Rodrigues CR Jr
Preoperative combined with intraperative skin-surface warming avoids hypothermia caused by general anesthesia and surgery.
J Clin Anesth. 2003; 15(2): 119-25

Verstegen J, Petcho A (1993)

Medetomidine-butorphanol-midazolam for anaesthesia in dogs and its reversal by atipamezole.
Vet Rec. 1993; 132(14): 353-7

Weber Silja Barbara
Zur antagonisierbaren intravenösen Langzeitanästhesie beim Kaninchen. [Dissertation].
München: LMU München; 1998

Weinbroum AA, Geller E
Flumazenil improves cognitive and neuromotor emergence and attenuates shivering after halothane-, enflurane- and isoflurane-based anesthesia.
Can J Anaesth 2001; 48(10): 963-72

Weyland W, Fritz U, Fabian S, Jaeger H, Crozier T, Kietzmann D, Braun U Postoperative warming therapy in the recovery room. A comparison of radiative and convective warmers.
Anaesthesist. 1994; 43(10): 648-57

Wiersema AM, Dirksen R, Oyen WJG, van der Vliet JA
A method for long duration anaesthesia for a new hindlimb ischaemia-reperfusion model in mice.
Lab Ani 1997; 31(2): 151-156

Wingfield WE
Veterinary Emergency Medicine Secrets.
Philadelphia: Hanley & Belfus; 2001: 44-52

Wistrand C, Nilsson U
Effects and experiences of warm versus cold skin disinfection.
Br J Nurs. 2011; 20(3): 148,150-1

Wixson SK, White WJ, Hughes HC Jr, Lang CM, Marshall WK
The effects of pentobarbital, fentanyl-droperidol, ketamine-xylazine and ketamine-diazepam on core and surface body temperature regulation in adult male rats.
Lab Anim Sci. 1987; 37(6): 743-9

Xu L, Zhao J, Huang YG, Luo AL
The effect of intraoperative warming on patient core temperature.
Zhonghua Wai Ke Za Zhi. 2004; 42(16): 1010-3

Yamakage M, Namiki A
Intravenous fluid administration and management of body temperature.
Masui. 2004; 53(1): 10-22

Yang T, Riehl J, Esteve E, Matthaei KI, Goth S, Allen PD, Pessah IN, Lopez JR.
Pharmacologic and functionalcharacterization of malignant hyperthermia in the R163C RyR1 knock-in mouse.
Anesthesiology. 2006; 105(6): 1164-75

Young CC, Sladen RN
Temperature monitoring.
Int Anesthesiol Clin. 1996; 34(3): 149-74

Zaballos Bustingorri JM, Campos Suarez JM (2003)
Non-therapeutic intraoperative hypothermia: prevention and treatment.
Rev Esp Anestesiol Reanim. 2003; 50(4): 197-208

Zeller A, Arras M, Jurd R, Rudolph U
Mapping the contribution of beta3-containing $GABA_A$ receptors to volatile and intravenous general anesthetic actions.
BMC Pharmacol. 2007; 24(7): 2

Zima M, Mráz J, Skopec F, Němecek S
[Non-contact experimental burns in rats].
Sb Ved Pr Lek Fak Karlovy Univerzity Hradci Kralove 1992; Suppl 35(1): 43-57

8 Abkürzungsverzeichnis

Iso = Isofluran

KX = Ketamin-Xylazin

MMF = Medetomidin-Midazolam-Fentanyl

AFN = Atipamezol-Flumazenil-Naloxon

s.c. = subkutan

i.p. = intraperitoneal

VW = Vorwärmen

WM = Wärmematte

oW = ohne Wärmen

RT = Rektaltemperatur

OT = Oberflächentemperatur

RaT = Raumtemperatur

9 Tabellenverzeichnis

Tabelle 1: Physiologische Rektaltemperatur der wachen Maus. 8
Tabelle 2: Rektaltemperatur der Maus in Narkose. 9
Tabelle 3: Physiologische Atemfrequenz der wachen Maus. 10
Tabelle 4: Atemfrequenz der Maus in Narkose. 10
Tabelle 5: Temperaturabfall in Narkose ohne Wärmen. 17
Tabelle 6: Aufwachzeiten der Maus aus Narkose mit und ohne Wärmen. 26
Tabelle 7: Gruppenübersicht. 47
Tabelle 8: Übersicht über die verwendeten Anästhetika. 49
Tabelle 9: Übersicht über die eingesetzten Antagonisten. 49
Tabelle 10: Messschema. 51
Tabelle 11: Übersicht über die Rektaltemperatur in den verschiedenen Narkosegruppen mit den verschiedenen Wärmeregimen über die Zeit (Mittelwerte) 58
Tabelle 12: Übersicht der Temperaturunterschiede zur Baseline T_0 bei allen 3 Narkosegruppen unter Anwendung aller 3 Wärmeregime 60
Tabelle 13: Übersicht aller Temperaturvergleiche zur Baseline T_0 bei Gegenüberstellung der KX- und der MMF-Narkose unter Verwendung aller 3 Wärmeregime 62
Tabelle 14: Übersicht über alle Temperaturunterschiede zur Baseline T_0 beim Vergleich der Wärmemethoden VW und WM bei allen 3 Narkosegruppen 63
Tabelle 15: Übersicht über die Oberflächentemperatur im Verlauf bei allen 3 Narkosegruppen unter Anwendung aller 3 Wärmeregime (Mittelwert) 64
Tabelle 16: Übersicht über die Temperaturunterschiede der Oberfläche zur Baseline T_0 bei allen 3 Narkosegruppen unter Anwendung aller 3 Wärmeregime 65
Tabelle 17: Übersicht über den Temperaturunterschied zu T_0 beim Vergleich der Narkosegruppen KX und MMF unter Anwendung aller 3 Wärmeregime 66
Tabelle 18: Übersicht über den Temperaturunterschied zu T_0 beim Vergleich der Wärmemethoden VW und WM in allen 3 Narkosegruppen 67
Tabelle 19: Übersicht über die Raumtemperatur im Zeitverlauf (Mittelwerte) 68
Tabelle 20: Übersicht über die Entwicklung der Rektal-, Oberflächen- und Raumtemperatur von T_0–T_{30} 70
Tabelle 21: Übersicht über die Aufwachzeit bei Iso-, MMF- und KX-Narkose unter Anwendung 3 verschiedener Wärmeregime (Mittelwert und Standardabweichung) 72
Tabelle 22: Übersicht über die durchschnittliche Atemfrequenz pro Minute (Mittelwerte) über die gesamte Narkosezeit 72

10 Abbildungsverzeichnis

Abbildung 1: Zeitachse 52
Abbildung 2: Sonden 53
Abbildung 3: Raumsonde 53
Abbildung 4: Thermalert Monitor Model TH-8. 54
Abbildung 5: Wärmematte Firma Horn, Gottmadingen, mit Steuergerät Typ 135-111-0074-OA 56
Abbildung 6: Wärmeplatte Typ 13501, Firma Medax, GmbH & Co. KG, Kiel 56
Abbildung 7: Grafische Darstellung des Verlaufs der Rektaltemperatur. 59
Abbildung 8: Grafische Darstellung des Verlaufs der Oberflächentemperatur 65
Abbildung 9: Grafische Darstellung des Verlaufs der Raumtemperatur 69

Danksagung

Ich möchte mich bei Frau PD Dr. med. vet. Julia Henke bedanken, die es mir ermöglichte, diese Arbeit im Zentrum für Präklinische Forschung des Klinikums rechts der Isar durchzuführen. Mein besonderer Dank gilt Frau Dr. med. vet. Anne von Thaden, die mir jederzeit mit Rat zur Seite stand. Weiterhin möchte ich mich auch bei Tibor Schuster vom IMSE (Institut für medizinische Statistik und Epidemiologie, TU München) für die Unterstützung bei der statistischen Auswertung bedanken.

Außerordentlicher Dank gilt meiner Familie und meinen Freunden, die nach dem plötzlichen Tod meiner Schwester für mich da waren, und es immer noch sind. Sie haben mir Halt und Kraft gegeben. Ohne mein „soziales Netz" wäre es nie zur Fertigstellung dieser Arbeit gekommen.

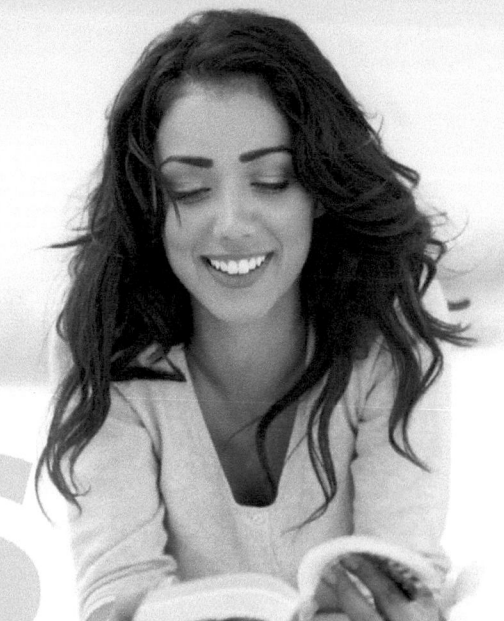

i want morebooks!

Buy your books fast and straightforward online - at one of world's fastest growing online book stores! Environmentally sound due to Print-on-Demand technologies.

Buy your books online at
www.get-morebooks.com

Kaufen Sie Ihre Bücher schnell und unkompliziert online – auf einer der am schnellsten wachsenden Buchhandelsplattformen weltweit! Dank Print-On-Demand umwelt- und ressourcenschonend produziert.

Bücher schneller online kaufen
www.morebooks.de

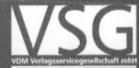

VDM Verlagsservicegesellschaft mbH
Heinrich-Böcking-Str. 6-8   Telefon: +49 681 3720 174   info@vdm-vsg.de
D - 66121 Saarbrücken   Telefax: +49 681 3720 1749 www.vdm-vsg.de

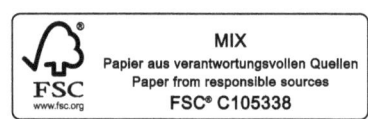

Printed by Books on Demand GmbH, Norderstedt / Germany